Mit freundlicher Empfehlung
überreicht

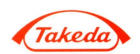

Gut ernähren bei chronisch-entzündlichen Darmerkrankungen

Fragen und Antworten für Betroffene
in allen Krankheitsphasen

Gudrun Biller-Nagel

6 Abbildungen

Georg Thieme Verlag
Stuttgart · New York

Autorenanschrift

Gudrun Biller-Nagel
Asklepios Westklinikum
Innere Medizin
Suurheid 20
22559 Hamburg
E-Mail: g.biller@asklepios.com

*Bibliografische Information
der Deutschen Nationalbibliothek*

Die Deutsche Nationalbibliothek verzeichnet diese Publikation in der Deutschen Nationalbibliografie; detaillierte bibliografische Daten sind im Internet über http://dnb.d-nb.de abrufbar.

Die Drucklegung dieser Publikation wurde unterstützt durch Takeda Pharma Vertrieb GmbH & Co. KG, Berlin.

Medizinische Redaktion:
Dr. med. Yuri Sankawa, Stuttgart

Wichtiger Hinweis: Wie jede Wissenschaft ist die Medizin ständigen Entwicklungen unterworfen. Forschung und klinische Erfahrung erweitern unsere Erkenntnisse, insbesondere was Behandlung und medikamentöse Therapie anbelangt. Soweit in diesem Werk eine Dosierung oder eine Applikation erwähnt wird, darf der Leser zwar darauf vertrauen, dass Autoren, Herausgeber und Verlag große Sorgfalt darauf verwandt haben, dass diese Angabe **dem Wissensstand bei Fertigstellung des Werkes** entspricht.

Für Angaben über Dosierungsanweisungen und Applikationsformen kann vom Verlag jedoch keine Gewähr übernommen werden. **Jeder Benutzer ist angehalten,** durch sorgfältige Prüfung der Beipackzettel der verwendeten Präparate und gegebenenfalls nach Konsultation eines Spezialisten festzustellen, ob die dort gegebene Empfehlung für Dosierungen oder die Beachtung von Kontraindikationen gegenüber der Angabe in diesem Buch abweicht. Eine solche Prüfung ist besonders wichtig bei selten verwendeten Präparaten oder solchen, die neu auf den Markt gebracht worden sind. **Jede Dosierung oder Applikation erfolgt auf eigene Gefahr des Benutzers.** Autoren und Verlag appellieren an jeden Benutzer, ihm etwa auffallende Ungenauigkeiten dem Verlag mitzuteilen.

© 2017 Georg Thieme Verlag KG
Rüdigerstraße 14
D-70469 Stuttgart
Telefon: +49/(0)711/8931-0
Unsere Homepage: www.thieme.de

Printed in Germany

Zeichnungen: Ziegler + Müller, Kirchentellinsfurt
Umschlaggestaltung: Thieme Verlagsgruppe
Coverabbildung: Thieme Verlagsgruppe
Rezeptabbildungen: Chris Maier, Stuttgart
Satz: Ziegler + Müller, Kirchentellinsfurt
gesetzt auf APP/3B2 V. 9
Druck und Buchbinder:
AZ Druck und Datentechnik, Kempten

ISBN 978-3-13-240425-0   1 2 3 4 5 6

Geschützte Warennamen (Marken) werden **nicht** besonders kenntlich gemacht. Aus dem Fehlen eines solchen Hinweises kann also nicht geschlossen werden, dass es sich um einen freien Warennamen handelt.

Das Werk, einschließlich aller seiner Teile, ist urheberrechtlich geschützt. Jede Verwertung außerhalb der engen Grenzen des Urheberrechtsgesetzes ist ohne Zustimmung des Verlages unzulässig und strafbar. Das gilt insbesondere für Vervielfältigungen, Übersetzungen, Mikroverfilmungen und die Einspeicherung und Verarbeitung in elektronischen Systemen.

Inhaltsverzeichnis

A Fakten und Irrtümer 1

1. Entstehen CED durch falsche Essgewohnheiten? 1
2. Kann ich durch bestimmte Lebensmittel
   Entzündungsschübe auslösen? 2
3. Morbus Crohn oder Colitis ulcerosa –
   macht das bei der Ernährung einen Unterschied? 2
4. Gibt es eine spezielle CED-Diät? 4
5. Gibt es verträgliche oder unverträgliche Nahrungsmittel
   und Getränke bei CED? 5
6. Keine oder wenige Kohlenhydrate im Speiseplan –
   ist das gut für mich? 7
7. Ist eine vegetarische/vegane Ernährung bei CED besser? 8
8. Hilft eine glutenfreie Ernährung bei CED? 9
9. Könnte eine Allergie der Auslöser für meine CED sein? 10
10. Was sind Nahrungsmittelunverträglichkeiten? 11
11. Was sind eigentlich Probiotika? Helfen sie bei CED? 12
12. Soll ich Vitamin- und Mineralstoffpräparate einnehmen? 13
13. Ich nasche gern – muss ich denn bei CED auf Süßigkeiten
    und Zucker verzichten? 14
14. Ich mag es praktisch: Schaden Fertiggerichte
    und Tiefkühlprodukte bei CED? 15
15. Was sollte ich bei der Zubereitung von Lebensmitteln beachten? 16
16. Wie viel Flüssigkeit sollte ich am Tag zu mir nehmen? 16

B Wie ernähre ich mich in „schlechten Zeiten"? 17

17. Ich habe einen akuten Entzündungsschub –
    was darf ich essen? 17
18. Künstliche Ernährung – was ist das? Brauche ich das auch? 18
19. Ich verliere an Gewicht: Was kann ich tun? 18
20. Meine Muskulatur hat sich abgebaut. Woran liegt das? 19
21. Ich fühle mich schwach und kraftlos. Fehlen mir Nährstoffe? ... 20
22. Bei mir wurde gerade eine Stenose (Engstelle) festgestellt.
    Was sollte ich bei der Ernährung beachten? 20
23. Ich habe Durchfälle – was hilft? 21

24. Ich habe Bauchschmerzen – was hilft? 21
25. Ich habe Blut im Stuhl – was hilft? 22
26. Ich habe starke Blähungen – was hilft? 23

C Ernährung und mehr in „guten Zeiten" 24

27. Meine Verdauung hat sich wieder normalisiert.
    Worauf sollte ich jetzt bei der Ernährung achten? 24
28. Kann ich durch eine bestimmte Ernährung
    dem nächsten Schub vorbeugen? 25
29. Nährstoffspeicher auffüllen – wie geht das? 26
30. Gibt es wirklich „gute" und „schlechte" Fette? 29
31. Was kann ich sonst noch Gutes für mich tun? 30

D Ernährung in besonderen Situationen 31

32. Muss ich bei der Einnahme von immunsuppressiven
    Medikamenten etwas beachten? 31
33. Mir wurde die Ileozökalklappe operativ entfernt. Was nun? 31
34. Ich esse gerne auswärts. Muss ich daran etwas ändern? 33
35. Ist Alkohol bei CED ein Problem? 33
36. Darf ich trotz CED rauchen? 33
37. Mein nächster Urlaub geht in den Süden.
    Was muss ich auf Reisen beachten? 34
38. Was muss ich bei einer Schwangerschaft bedenken? 35
39. Ich will für alle Fälle gerüstet sein –
    was sollte ich immer im Haus haben? 35
40. Wo finde ich noch mehr Tipps und Anregungen? 36

Rezepte 37

Frühstücksideen 37
Suppen 39
Kleine Kraftbeilage für die Suppe 42
Herzhaftes für zwischendurch 43
Hauptgerichte 44
Kalte & warme Kleinigkeiten 47

Literatur 50

Sachverzeichnis 51

A Fakten und Irrtümer

1. Entstehen CED durch falsche Essgewohnheiten?

Unter dem Begriff „chronisch-entzündliche Darmerkrankungen (CED)" werden i.d.R. die Krankheitsbilder Morbus Crohn und Colitis ulcerosa zusammengefasst. Nach wie vor ist der genaue Entstehungsmechanismus dieser beiden Erkrankungen wissenschaftlich nicht vollständig geklärt. Wissenschaftler gehen heute von einem multifaktoriellen Entstehungsprozess aus, d.h. von einer Vielzahl von Faktoren, die im Zusammenspiel mit der genetischen Veranlagung eine chronische Darmentzündung auslösen können. Allein auf genetischer Ebene sind mittlerweile mehr als 160 verschiedene Gene bekannt, die das Entstehungsrisiko für CED erhöhen können. Einige der bislang identifizierten Risikogene betreffen die Erkennung und Immunabwehr von Mikroben oder die Regulierung des Immunsystems. Bestimmte Vorbedingungen, wie z.B. Ernährungsgewohnheiten, chemische Einflüsse, Rauchen, Medikamente wie z.B. Antibiotika und andere Umweltfaktoren, könnten eine gestörte Reaktion des darmeigenen Immunsystems fördern und CED auslösen.

Zwar lässt sich in den westlichen Industrieländern ein auffälliger Trend zu mehr CED-Fällen beobachten, der dann häufig mit veränderten Ernährungsgewohnheiten wie einem hohen Anteil an raffiniertem Zucker, Fetten oder Fleisch im Kindesalter in Zusammenhang gebracht wird. Doch gibt es bis heute keine sicheren Beweise für bestimmte Ernährungsfaktoren als (alleinige) Auslöser für CED. Auch andere, bislang unerkannte Faktoren könnten im Rahmen des „westlichen Lebensstils" ebenfalls dazu beitragen, die Erkrankungswahrscheinlichkeit zu fördern. Zur Rolle der frühkindlichen Ernährung gibt es Untersuchungen, die für eine Schutzwirkung des Stillens sprechen – zumindest bei der Entwicklung von Morbus Crohn im Kindesalter.

Ein kritischer Blick auf unsere Ernährung liegt nahe, da die Aufnahme von Nährstoffen (und Flüssigkeit) zu den Hauptaufgaben des Verdauungstrakts zählt. Der Magen-Darm-Trakt übt dabei mit einer Fläche von mehr als 200 m^2 eine wichtige Schutz- und Barrierefunktion gegenüber potenziell schädlichen Fremdviren und -bakterien aus. Und das, ohne dass er gleichzeitig gegen die körpereigene Bakterienbesiedlung überreagieren darf. Der Darmflora (das sogenannte „intestinale Mikrobiom") wird daher auch eine wichtige Rolle bei der Krankheitsentstehung zugesprochen, wonach CED auch teilweise als Ausdruck einer überschießenden Immunreaktion auf eine veränderte

Zusammensetzung der Darmbakterien und eine gestörte Darmbarriere verstanden werden können. Die Frage, ob ein verändertes Mikrobiom schon vorab ursächlich für CED oder aber eine Folge der krankheitsbedingten Entzündung ist, bleibt noch unbeantwortet. Wir können uns allerdings den Umstand zunutze machen, dass die Zusammensetzung unserer Ernährung das Mikrobiom modulierend beeinflussen kann. Die Wissenschaft untersucht darum, inwieweit eine spezifische Ernährungsweise das Darm-Mikrobiom verändern kann, sodass sich ein positiver Effekt auf den Krankheitsverlauf der CED ergibt.

2. Kann ich durch bestimmte Lebensmittel Entzündungsschübe auslösen?

Die CED sind oftmals durch schubweise auftretende Entzündungen in verschiedenen Abschnitten des Verdauungstrakts im Wechsel mit beschwerdearmen bis beschwerdefreien Zeiten gekennzeichnet. Ob und wie z. B. die Aktivierung von Immunzellen mit ernährungsbedingten Faktoren zusammenhängen könnte, ist bislang unklar. Ebenso wenig wie die eigentlichen Auslöser des Krankheitsbeginns sind neben Stress die Auslöser für den akuten Entzündungsschub bekannt. Es ist sogar denkbar, dass die Auslöser bei jedem einzelnen Betroffenen individuell verschieden sind – ähnlich wie auch die Art der Krankheitsausprägung, die Symptomatik und das genetische Profil des Einzelnen unterschiedlich ausfällt. Auch können keine einzelnen Lebensmittel für das Krankheitsrisiko oder einen Entzündungsschub verantwortlich gemacht werden. Wohl aber dürften sich bestimmte Ernährungsmuster eher günstig auf das Krankheitsrisiko auswirken. So wurde der sogenannte „mediterrane Ernährungsstil" mit einem hohen Anteil an Gemüse, Früchten, ungesättigten Fettsäuren wie Oliven und Rapsöl, Fisch und Nüssen mit dem selteneren Auftreten von CED assoziiert.

3. Morbus Crohn oder Colitis ulcerosa – macht das bei der Ernährung einen Unterschied?

Bei beiden CED-Typen können sich Entzündungsschübe mit beschwerdearmen oder -freien Zeiten abwechseln. Unterschiede betreffen die Lokalisation der Entzündung und die Ausdehnung, d. h. die Tiefe, mit der die Entzündung z. B. in die Darmwand hineinreicht. Betroffene Darmanteile und Schwere der Entzündung sind von Patient zu Patient individuell sehr unterschiedlich. Und manchmal sind zwischen den beiden Erkrankungen zudem Überschneidungen möglich, sodass die Unterscheidung selbst für Ärzte zu-

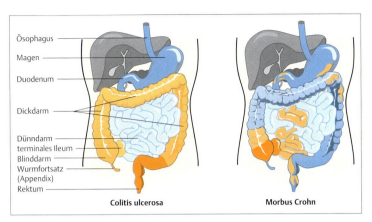

Abb. 1 Unterschiedliche Befallsmuster: Wo treten Entzündungen bei Colitis ulcerosa und Morbus Crohn am häufigsten auf?

nächst nicht immer einfach ist. Grundsätzlich ist die Entzündung bei Colitis-ulcerosa-Patienten auf den Dickdarm begrenzt, während sie bei Morbus-Crohn-Patienten verteilt im ganzen Magen-Darm-Trakt auftreten kann (Abb. 1). Je nach Ort und Stelle der Entzündung können sich auch die Symptome unterscheiden: Betrifft die Entzündung vor allem den Dünndarm, können z. B. rechtsseitige Bauchschmerzen stärker im Vordergrund der Beschwerden stehen. Wenn beispielsweise der ganze Dickdarm befallen ist, kann es häufiger zu starken Durchfällen kommen und vermehrt Flüssigkeit, Eiweiß und Mineralstoffe verloren gehen. Umgekehrt lassen sich bestimmte Nährstoffdefizite in Abhängigkeit von den befallenen Darmabschnitten erklären: So wird z. B. Vitamin B_{12} nur am Ende des Dünndarms aufgenommen. Da dieser Darmabschnitt bei Morbus Crohn häufiger befallen sein kann, ist auch das Risiko für einen Vitamin-B_{12}-Mangel bei Morbus Crohn entsprechend höher.

Die Ernährungsweise sollte sich darum – unabhängig von der Diagnose Morbus Crohn oder Colitis ulcerosa – an der aktuellen Entzündungsphase, den aktuell vorherrschenden Beschwerden und den individuellen Bedürfnissen sowie an Ergebnissen aus Studien orientieren: Wo und wie stark ist die Entzündung gerade? Wie fühle ich mich? Was braucht mein Körper? Gibt es Begleiterscheinungen oder Komplikationen?

4. Gibt es eine spezielle CED-Diät?

Diese Frage wurde schon oft gestellt und muss immer noch mit einem „Nein" beantwortet werden. Eine spezielle „CED-Diät" oder Kostform, die für alle Betroffenen infrage kommt, gibt es nicht. Dafür sind die Krankheitsphasen bei jedem Einzelnen zu unterschiedlich ausgeprägt.

Betroffene werden meistens dazu angehalten, für sich selbst herauszufinden, was ihnen am besten bekommt und was nicht. Im „Praxistest" fällt die Umsetzung dieser Empfehlung jedoch nicht immer leicht: Eine Speise kann sich an einem Tag als gut bekömmlich erweisen, an anderen Tagen wieder nicht. Erschwerend kommt hinzu, dass individuelle Nahrungsmittelunverträglichkeiten vorliegen können, die ebenfalls berücksichtigt werden müssen (siehe auch unter Frage 9). Zudem ist schwer einzuschätzen, mit welchem zeitlichen Abstand zum Verzehr eines Nahrungsmittels die damit im Zusammenhang stehenden Beschwerden auftreten können. Von daher kann es hilfreich sein, sich Grundkenntnisse über leicht verträgliche Lebensmittel und Getränke aufzubauen, die dem Verdauungstrakt eher „schmeicheln" und unter dem Begriff „leichte Vollkost" zusammengefasst werden (Tab. **1**). Darauf aufbauend fällt es erfahrungsgemäß leichter, sich im Alltag einen individuellen Speiseplan zusammenzustellen.

> **Ich habe von speziellen Diäten gehört: Was ist davon zu halten?**
>
> Die enge Assoziation von Ernährung und CED hat zur Entwicklung von verschiedenen Diätkonzepten geführt. Die wenigsten Ernährungsformen wurden allerdings konsequent wissenschaftlich getestet, insbesondere um Aussagen über die langfristige Umsetzbarkeit, den direkten Einfluss auf die Krankheitsaktivität oder die Remissionshäufigkeit zu gewinnen.
>
> Zu bedenken gilt, dass Diäten und alternative Ernährungsmodelle auch Risiken bergen können. Das einseitige Weglassen von bestimmten Nahrungsmitteln kann dazu führen, dass wichtige Mineralstoffe, Spurenelemente oder Vitamine fehlen und die Gefahr für Mangelzustände bei CED verstärkt wird.
>
> Bevor angefangen wird, spezielle Diäten mit vorgegebenen Restriktionen auszuprobieren, sollte zunächst versucht werden, ungünstige Anteile (z. B. „Gemüsemuffeligkeit", „Cola-Junkies", „Fastfood-Fanatiker", „Fleisch ist mein Gemüse") aus der bisherigen Ernährungsweise vorsichtig in günstige Gewohnheiten umzulenken. Der Effekt kann unerwartet positiv ausfallen.
>
> → *Stimmen Sie sich daher am besten mit CED-fachkundigen Ernährungsexperten (z. B. Ökotrophologen/innen oder Diätassistenten/innen, Infos siehe Anhang) und Ihrem Arzt ab, bevor Sie eine länger andauernde Diätform ausprobieren!*

5. Gibt es verträgliche oder unverträgliche Nahrungsmittel und Getränke bei CED?

Bei CED ist es weniger sinnvoll, die Nahrungsmittel in „erlaubt" und „verboten" zu unterteilen, als vielmehr das Ernährungskonzept am aktuellen Beschwerdebild auszurichten (siehe auch Frage 17). Beispielsweise passen Nahrungsmittel wie grobes Vollkornbrot, eine Schüssel Müsli mit Nüssen, ein großer Teller Salat oder eine üppig belegte, fettige Pizza weniger gut in akute Schubphasen, also in Phasen, wo der Darm ohnehin schon durch die erhöhte Entzündungsaktivität gestresst ist und Mühe haben wird, die Nährstoffe zu verarbeiten und aufzunehmen. Hier kommen leicht verdauliche, ballaststoffarme und meist auch fettarme Lebensmittel eher infrage (Abb. 2 und Tab. 3).

Im ausklingenden Schub oder in der entzündungsfreien Remissionsphase darf und soll der Speiseplan wieder eine größere Auswahl von gut verträglichen Nahrungsmitteln enthalten. Die Kenntnis von phasenbedingt weniger bzw. besser verträglichen Lebensmitteln hilft dabei, einen möglichst guten Ernährungszustand aufrechtzuerhalten, Mangelzustände zu vermeiden und Beschwerden zu lindern.

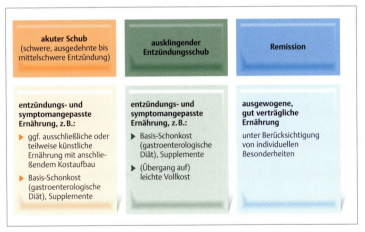

Abb. 2 **Beispielhafte Vorgehensweise*** – den individuellen Speiseplan am aktuellen Beschwerdebild ausrichten (*Empfehlung zur individuell geeigneten Ernährungsform erfolgt in ärztlicher und/oder ernährungstherapeutischer Rücksprache).

Tabelle 1 Beispiele für „leichte Vollkost".

	weniger verträglich (Beispiele)	besser verträglich (Beispiele)
Beilagen	Pommes frites, Kroketten, Bratkartoffeln, Kartoffelchips, Kartoffelsalat	Salzkartoffeln, Kartoffelpüree, Reis (parboiled), Nudeln, Grieß, Klöße (z. B. Kartoffelklöße)
Brotsorten	sehr frisches, grobes und feuchtes (Vollkorn-)Brot mit sichtbaren Körnern, Pumpernickel	Zwieback, (Vollkorn-)Toastbrot, Knäckebrot, sehr fein gemahlenes Vollkornbrot (ggf. angetoastet)
Gemüsesorten	Artischocken, Auberginen, Gurken, Hülsenfrüchte, Kohlsalat, Paprikagemüse, Pilze, Rotkraut, Sauerkraut, Weißkohl, Wirsing, Zwiebeln, Knoblauch	Fenchel, junger Kohlrabi, Möhren, Pastinaken, Schmorgurken, Spargelspitzen, Spinat, Zucchini, zarter Kohlrabi, Brokkoli
Obstsorten	Weintrauben, Stachelbeeren, Trockenobst, Rhabarber, Kirschen, Pflaumen, Zwetschgen, Johannisbeeren, unreifes Obst, Birnen	Apfel, Aprikose, Banane, Erdbeeren, Heidelbeeren, Himbeeren, Kiwi, Mandarine, Melone, Nektarine, Papaya, Pfirsich, kleine Mengen Fruchtgelee/Marmelade/Obstkompott
Nüsse, Samen, Kerne	größere Mengen	kleinere Mengen, ggf. gemahlen, als Nussmus
Milchprodukte	größere Mengen Sahne, Schmand, Crème fraîche, lang gereifte Käsesorten, Schimmelkäse, Käsefondue	Buttermilch, Dickmilch, Magerquark, Mozzarella, Naturjoghurt, saure Sahne
Eiergerichte	hart gekochtes Ei, Eiersalat	weich gekochtes Ei, Eierstich, Omelett, Rührei, Spiegelei (zubereitet in wenig Fett)
Fisch	Aal, Schillerlocken, geräucherte Makrele, panierte und konservierte Fischwaren, Fischsalate	Kabeljau, Dorsch, Dorade, Zander, Rot- und Goldbarsch (alle unpaniert), Forelle; omega-3-fettsäurereiche Fische wie Lachs, Thunfisch, Makrele und Hering testen!

Fortsetzung nächste Seite

Tabelle 1 Beispiele für „leichte Vollkost" *(Fortsetzung)*.

	weniger verträglich (Beispiele)	besser verträglich (Beispiele)
Fleisch	fettes Fleisch wie z. B. Eisbein, Speck/fette Wurstsorten	mageres Fleisch (z. B. von Huhn, Pute, Rind/Kalb, Wild), Sülzen, Geflügelwürstchen, kalter Bratenaufschnitt
Süßwaren	größere Mengen Schokolade/Pralinen/Marzipan, Sahne- und Cremetorten, Blätterteig, Fettgebackenes, kandierte Früchte, Müsliriegel	kleinere Mengen (z. B. Wackelpudding, einfache Kekse, Fruchtbonbons, selbst hergestellter Rühr-/Hefeteig, Obstkuchen ohne Sahne, Biskuit
Getränke	starker Bohnenkaffee, Bier, Rotwein, Spirituosen, Orangensaft, eisgekühlte Getränke, kohlensäure-/zuckerhaltige Getränke	Leitungswasser, stark verdünnte Obstsäfte, Tee (Kamille-, Melissen-, Fenchel-, Rooibos-, Hagebuttentee), in Maßen schwacher Kaffee und schwarzer Tee, Espresso

6. Keine oder wenige Kohlenhydrate im Speiseplan – ist das gut für mich?

Kohlenhydrate gehören zu den Energielieferanten des Körpers und zählen zu den Hauptbestandteilen der menschlichen Nahrung. Sie können aus Einfachzuckern (z.B. Glukose, Galaktose und Fruktose), die keiner Enzyme zur Verdauung bedürfen, sowie aus Zweifachzuckern bestehen (z.B. Laktose, Maltose, Saccharose), die auf Enzyme aus dem Verdauungstrakt angewiesen sind, bevor sie vom Körper verwertet werden können. Daneben können Kohlenhydrate auch aus Mehrfachzuckern (Polysaccharide) (Abb. **3**) wie pflanzliche Stärke oder tierisches Glykogen bestehen, die zur Verwertung u.a. Enzyme der Bauchspeicheldrüse im Dünndarm benötigen.

Kohlenhydratarme bzw. -modifizierte Ernährungsmodelle wie die „Spezielle Kohlenhydratdiät" (SCD) nach Elaine Gottschall, die Lutz-Diät oder die FODMAP-Ernährung basieren auf der Annahme, dass Kohlenhydrate bzw. bestimmte Kohlenhydrattypen negative Effekte auf unser Mikrobiom (Darmflora) und/oder unseren Stoffwechsel ausüben können. Bislang gibt es allerdings kaum sichere Daten dafür, dass eine spezielle Kohlenhydratdiät die CED-Entstehung oder den Krankheitsverlauf entscheidend beeinflusst.

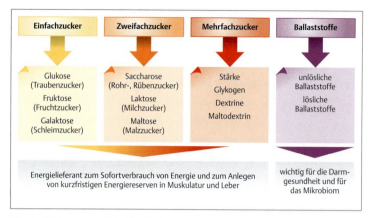

Abb. 3 Kohlenhydrate sind nicht gleich Kohlenhydrate: Art und Menge machen einen Unterschied.

Und dennoch spielen Menge und Art der Kohlenhydrate eine wichtige Rolle bei der Zusammensetzung unserer Bakterien im Dickdarm. Insofern ist es in jedem Fall empfehlenswert, die Qualität und Zufuhrmenge den physiologischen Gegebenheiten unserer Verdauung anzupassen (siehe auch Frage 12 und 27). Bei einer sehr kohlenhydratbetonten Ernährung (viel „Süßes", viel Brot, Nudeln, Kartoffeln, Reis, Obst und Obstprodukte) mit einem gleichzeitig geringem Gemüseanteil, kann z. B. versucht werden, den Zuckerkonsum und eine hohe Kohlenhydratlast auf ein moderates Maß zu senken. So könnte beispielsweise ein Teil des Brotes durch eine selbsthergestellte Quark- oder Joghurtspeise (mit z. B. Beerenobst) oder eine pürierte Gemüsesuppe ausgetauscht, die Nudelportion halbiert und durch Gemüse ergänzt werden. Alles ohne diätetischen Charakter, sondern mit dem Fokus auf eine ausgewogene Ernährung. Individuelle Verträglichkeiten immer vorausgesetzt.

7. Ist eine vegetarische/vegane Ernährung bei CED besser?

In der entzündungsfreien Zeit leisten Nahrungsbestandteile wie Gemüse, Obst(schalen) und feine Vollkornprodukte durch ihren Gehalt an löslichen und unlöslichen Ballaststoffen sowie an positiven, sog. sekundären Pflanzenstoffen einen wertvollen Beitrag zu Darmgesundheit. Insofern wäre gegen eine gemüsebetonte, vegetarische Ernährung nichts einzuwenden. Auch die reduzierte Aufnahme der entzündungsfördernden Fettsäure Arachidonsäure, die in Nahrungsmitteln tierischer Herkunft enthalten ist, könnte positiv gewertet werden. Ob sich aber eine durchgehende Beschränkung auf eine vegetarische oder sogar vegane Kost bei CED günstig auf die Dauer der Remission auswirkt, ist wissenschaftlich nicht belegt. Erste, kleine Studien sprechen zwar für einen günstigen Einfluss, haben aber auch nur geringe Patientenzahlen eingeschlossen und entbehren daher an entscheidender Aussagekraft [1–4].

Möchten sich CED-Betroffene aus ethisch und/oder weltanschaulichen Gründen streng vegetarisch oder vegan ernähren, so ist ein sehr gutes Know-how bei der Zusammenstellung der Ernährung wichtig und sogar Grundvoraussetzung. Denn besonders wenn ein höherer, entzündungsbedingter Bedarf an Eiweiß oder Eisen besteht, sind Engpässe in der Nährstoffversorgung schnell möglich. Bei fehlenden Kenntnissen und einer damit verbunden ungünstigen Nahrungsmittelauswahl, bei ggf. ausbleibender Nährstoffsubstitution und nicht durchgeführten Nährstoffkontrollen im Blut kann sich – insbesondere bei der veganen Form – ein schwerer Mangel an kritischen Nährstoffen (wie Eiweiß, Vitamin B_{12}, Kalzium, Eisen, Jod, Vitamin B_2, langkettige Omega-3-Fettsäuren, Zink und Selen) einstellen. Eine Tatsache, die nicht zu unterschätzen ist. Für Schwangere, Stillende, Kinder und Jugendliche kann laut der Deutschen Gesellschaft für Ernährung (DGE e.V.) keine vegane Ernährung empfohlen werden.

Aus gesundheitlichen Gründen spricht hinsichtlich einer ausgewogenen und darmgesunden Ernährung, bei der gleichzeitig eine artgerechte Tierhaltung und ökologische Grundsätze sensibel berücksichtigt werden, nichts gegen einen moderaten, nährstoffdeckenden Verzehr von Milch und Milchprodukten, Eiern, Fisch und Fleisch. Der Verdacht auf Unverträglichkeiten und Allergien sollte dabei diagnostisch abgeklärt sein.

8. Hilft eine glutenfreie Ernährung bei CED?

Beim Gluten handelt es sich um ein Eiweiß, das sogenannte Klebereiweiß, das in Weizen-, Roggen-, Dinkel- und Gerstenmehl enthalten ist. Eine glutenfreie Diät wurde ursprünglich als Therapieform für Menschen entwickelt, die an der Autoimmunkrankheit Zöliakie (früher auch „Sprue") erkrankt sind. Bei dieser Erkrankung richtet sich das körpereigene Immunsystem gegen das Gluten und löst eine Entzündung aus, welche die Dünndarmschleimhaut und ihre Zotten schädigt. Die Zöliakie wird durch spezielle Blutuntersuchungen sowie Probeentnahmen aus dem Dünndarm diagnostiziert. Inwieweit Zöliakie-Betroffene auch ein höheres Risiko für eine CED haben könnten (oder umgekehrt), wird unter Wissenschaftlern bereits seit Längerem diskutiert.

In letzter Zeit hat die glutenfreie Diät zudem bei nicht zöliakischen Darmbeschwerden starke Verbreitung gefunden, vor allem weil man sich günstige Effekte auf Darmbeschwerden wie Blähungen, Bauchschmerzen oder Durchfälle verspricht. Ob eine glutenfreie Kost auch für Personen mit CED von Nutzen ist, die keine gleichzeitige Zöliakie haben, ist nicht geklärt. Zukünftige Studien müssen hier aussagekräftige Ergebnisse liefern. In jedem Fall kann aber eine Empfehlung unabhängig vom Gluten ausgesprochen werden: Achten Sie auf eine gute Qualität Ihrer Brot- und Backwaren!

Kann ich meine Ernährung einfach auf „glutenfrei" umstellen?

Bitte sprechen Sie Ihr fachärztliches und ernährungstherapeutisches Betreuungsteam an, bevor Sie Ihre Ernährung versuchsweise umstellen. Denn sollten Sie gleichzeitig auch an einer unerkannten Zöliakie leiden (was eher selten der Fall ist), könnte das Ergebnis der Zöliakie-Diagnostik durch eine vorherige glutenfreie Diät verfälscht werden.

Kommt es unter einer glutenfreien Ernährung zur Besserung der Symptomatik, dann sollte absichernd hinterfragt werden, ob tatsächlich die Glutenkarenz, oder ob nicht vielmehr eine unerkannte Weizenallergie, ein anderes Kohlenhydrat- und Ballaststoffangebot oder eine bessere Qualität von Brot- und Backwaren diesen Effekt hervorgerufen haben könnte.

9. Könnte eine Allergie der Auslöser für meine CED sein?

Generell treten Nahrungsmittelallergien in der Allgemeinbevölkerung weniger häufig auf, als vom Laien vermutet. Für CED ergaben sich in früheren Studien zwar Auffälligkeiten im Zusammenhang mit Nahrungsmittelallergien, ihre Rolle bei der Krankheitsentstehung scheint aber weniger wahrscheinlich. Eher könnten Nahrungsmittelallergien bzw. positive Antikörpernachweise ihre Ursache darin finden, dass die entzündete Darmschleimhaut eine erhöhte Durchlässigkeit für allergene Substanzen aufweist. Insofern wäre die Nahrungsmittelallergie – wenn überhaupt – als eine Begleiterscheinung zu betrachten.

Da es leider keine Methode gibt, die Diagnose einer Nahrungsmittelallergie schnell und einfach zu stellen, werden unterschiedlichste Informationen benötigt, bevor medizinische und ernährungstherapeutische Allergieexperten aus den Untersuchungsbefunden und nach Ausschluss anderer Ursachen die Diagnose ableiten können. Besonders hilfreich ist ein Ernährungs- und Symptomtagebuch, um mögliche Zusammenhänge zwischen den verzehrten Lebensmitteln und den Beschwerden zu erfassen. In Europa gehören Nüsse, Hühnerei, Weizen, Milch, Fisch und Soja zu den besonders häufigen Allergenen, vor allem im Kindesalter. Bei Erwachsenen dominieren allergische Reaktionen als sogenannte „Kreuzallergien" bei einer gleichzeitig vorliegenden pollenassoziierten Nahrungsmittelallergie.

10. Was sind Nahrungsmittelunverträglichkeiten?

Bei CED können in Folge der entzündlichen Veränderungen auch Störungen der Magen-Darm-Funktionen eintreten. Diese können sowohl die Verarbeitung als auch die Transportbedingungen von Nahrung (zu langsam oder zu schnell) betreffen. Ein typisches Beispiel für eine Nahrungsmittelunverträglichkeit ist die Laktoseintoleranz. Milchprodukte bzw. der in ihnen enthaltene Milchzucker (Laktose) wird hier aufgrund einer Entzündung im Dünndarmbereich nicht ausreichend verdaut und führt im Dickdarm, wo er in dieser Form nicht hingehört, zu Beschwerden wie Blähungen oder Durchfall. Die Wahrscheinlichkeit einer sogenannten sekundären (begleitenden) Laktoseintoleranz kann insbesondere im akuten Schub erhöht sein. Ursache ist eine Verminderung des laktoseverarbeitenden Enzyms (Laktase), das in der Dünndarmschleimhaut lokalisiert ist und durch die Entzündung in seiner Funktion beeinträchtigt sein kann. Als Auslöser einer Nahrungsmittelunverträglichkeit kommen aber auch andere Kohlenhydrate wie Fruchtzucker (Fruktose) oder der Zuckeralkohol Sorbit infrage, insbesondere wenn diese in großen Mengen aufgenommen werden.

> **Wie finde ich heraus, ob eine Nahrungsmittelunverträglichkeit vorliegt?**
>
> Eine einfache Methode, um eine Unverträglichkeit von Laktose, Fruktose oder Sorbit festzustellen, bietet der H_2-(Wasserstoff-)Atemtest. Sie geben dazu vor dem Untersuchungsstart eine Atemprobe ab und bekommen anschließend in Wasser gelösten Testzucker (wie z. B. Laktose, Fruktose, Sorbit) zu trinken. Im Verlauf der Untersuchung werden anschließend weitere Atemproben geprüft.
>
> Bei einer Unverträglichkeit wird der Testzucker – nicht wie im Normalfall – im Dünndarm resorbiert, sondern wandert unverdaut weiter und wird im Dickdarm von Bakterien zersetzt. Der dabei entstehende Wasserstoff (H_2) lässt sich in der Atemluft nachweisen. Zudem sollten sich auch Symptome der Unverträglichkeit wie Bauchschmerzen, Blähungen oder Durchfall einstellen. Atemtestuntersuchungen sind in akuten Entzündungszeiten allerdings nicht sinnvoll.
>
> → *Ist es Ihnen nicht möglich, den H_2-Atemtest durchzuführen, kommt auch das versuchsweise Reduzieren oder Weglassen von z. B. milchzuckerhaltigen Nahrungsmitteln infrage. Gleiches gilt beim Verdacht einer Fruchtzucker- oder Sorbitaufnahmestörung im Darm.*

Tabelle 2 Wichtige Kandidaten für Nahrungsmittelunverträglichkeiten.

	gehäuftes Vorkommen bei folgenden Nahrungsmitteln
Laktose	Milch und Milchprodukte (z. B. Puddings, Kakao, Kaffeesahne, Süßspeisen auf Milchbasis, Dessertcremes mit Milch, Grießbrei mit Milch, Quark, Frischkäse, Milchspeiseeis, Fertigprodukte mit Milchzucker)
Fruktose	Honig, Äpfel, Birne, Wassermelone, Mango, Säfte, Trockenobst, Fruktosesirup
Sorbit	Äpfel, Birnen, Steinobst, Süßungsmittel in z. B. Kaugummis, zuckerfreien Bonbons, Pastillen *Achtung:* Zahnfreundliche Kaugummis oder Lutschpastillen können generell in größeren Mengen Verträglichkeitsprobleme machen (z. B. abführend wirken)!

11. Was sind eigentlich Probiotika? Helfen sie bei CED?

Wir wissen mittlerweile, dass allein der menschliche Darm bis zu 100 Billionen Mikroorganismen beherbergt (Stichwort „Mikrobiom"), die normalerweise in einem friedlichen Miteinander in und mit unserem Körper leben. Die Koexistenz hat viele Vorteile: Darmbakterien übernehmen z. B. Abbaufunktionen, unterstützen Schutzmechanismen der Darmschleimhaut und wirken im Immunsystem mit. Bei CED können das Gleichgewicht und die Funktionen dieses intestinalen Mikrobioms gestört sein. Die Zusammensetzung der Darmbakterien ist oft verändert und die Barrierefunktion der Darmschleimhaut herabgesetzt. Darmbakterien können die Schleimhaut leichter durchwandern und „auf der anderen Seite" für Unruhe und Ärger sorgen. Eine naheliegende Überlegung besteht folglich darin, dem Körper lebende Mikroorganismen direkt in Form von ausgewählten Bakterienkulturen (**Pro**biotika) oder als Nahrungsbestandteile und Substanzen zuzuführen, die das Wachstum von bestimmten Bakterien im Dickdarm fördern (**Prä**biotika; wie Inulin, Frukto-Oligosaccharide [FOS] und Galakto-Oligosaccharide [GOS]) um so eine veränderte Zusammensetzung der Dambakterien herbeizuführen. Als Probiotika kommen beispielsweise Bakterien wie Lactobacillen, Bifidobakterien oder Escherichia coli Nissle 1917 (E. coli Nissle) infrage. Bislang konnte aber die Frage, ob die damit erreichbare vorübergehende Veränderung der Darm-Mikrobiota ausreicht, um die Akutphase von CED abzumildern oder die Remission zu verlängern, nicht eindeutig bejaht werden. Zumindest bei der Colitis ulcerosa soll der Einsatz von E. coli Nissle oder des

Mischpräparats VSL#3 einen günstigen Effekt auf das Schubrisiko und bei einer Pouchitis (Pouch, ein aus Dünndarm geformtes Ersatzreservoir für Stuhl nach Dickdarmentfernung) haben. Ob auch spezielle probiotische Lebensmittel einen günstigen Effekt haben, ist noch nicht geklärt, zumal derzeit nicht bekannt und auch noch schwer zu untersuchen ist, welche Probiotika von dem individuellen Mikrobiom jedes Einzelnen und im Speziellem bei CED benötigt werden. Fazit: Nicht jedes Probiotikum sichert automatisch einen therapeutischen Nutzen. Hier gilt es also in puncto Probiotika in jedem Fall Rücksprachen mit dem behandelnden Facharzt zu halten. Zudem bleibt es weitere Forschungsergebnisse und Entwicklungen abzuwarten und das Mikrobiom bis dahin traditionell durch eine ausgewogene Ernährung zu unterstützen.

12. Soll ich Vitamin- und Mineralstoffpräparate einnehmen?

Es gibt in der Tat lebenswichtige Vitamine und Mineralstoffe, bei denen die Versorgung beeinträchtigt sein kann. Bei CED kann z.B. die Aufnahme von Vitamin B_{12} vermindert sein, wenn der Dünndarm in seinem letzten Abschnitt, dem terminalen Ileum, von der krankheitsbedingten Entzündung betroffen ist oder dieser Abschnitt operativ entfernt werden musste. Vitamin B_{12} wird zur Reifung der roten Blutkörperchen und für die Funktion der Nerven benötigt. Ein Mangel kann vermehrt zu Erschöpfung, Blutarmut sowie neurologischen Störungen (Taubheit und Kribbeln in den Gliedmaßen, Gangstörungen, Koordinationsstörungen u.a.) führen. Zwar verfügt der menschliche Körper über Vitamin-B_{12}-Reserven, die einige Jahre überbrücken können, doch reichen diese nicht unbegrenzt aus. Daher empfiehlt sich bei Befall des terminalen Ileums bzw. nach einer Ileozökalresektion (operative Entfernung des Übergangsbereichs Dünndarm/Dickdarm) eine jährliche Kontrolle des Vitamin-B_{12}-Spiegels über einen Bluttest. Wird ein Mangel festgestellt, kommt eine Substitution in Frage, die in der Regel in Spritzenform erfolgt. Eine Aufnahme über Tabletten macht weniger Sinn, da auch Tabletten über den Dünndarm nur unzureichend aufgenommen werden.

Weitere kritische Mikronährstoffe sind Eisen (Blutbildung und Sauerstofftransport), Vitamin D (Knochenstoffwechsel und Immunsystem), Zink (Wundheilung und Immunsystem), Folsäure (natürliches Vorkommen als sog. Folat, wichtig für Zellwachstum und Blutbildung), Magnesium (Muskel- und Nerventätigkeit) und Kalzium (Knochenstoffwechsel). Neben der mangelhaften Aufnahme durch den Befall von relevanten Darmabschnitten kann es auch infolge der Durchfälle sowie der erhöhten Stoffwechselrate im Rahmen der Entzündungsaktivität oder des Einflusses bestimmter Medikamente zur Unterversorgung kommen.

Bei Substitution in Eigenregie ist Vorsicht geboten: ein Zuviel an Mikronährstoffen kann auch schaden! So kann sich z. B. im akuten Schub das Entzündungs- und Beschwerdebild durch die Einnahme von Eisenpräparaten in Tabletten-, Tropfen- oder Saftform verschlechtern. Eine zu hohe Dosierung bei Magnesiumpräparaten kann zu unerwünschtem Durchfall führen. Beim fettlöslichen Vitamin D ist eine Überdosierung möglich und bei einer Kalziumsupplementation wäre ebenfalls die individuelle Dosierung zu klären.

Nährstoffpräparate sollten also nur bei entsprechender Notwendigkeit und in Rücksprache mit dem Facharzt/-ärztin und der Ernährungsfachkraft eingenommen werden.

Sorgen Sie vor ...

... wenn das terminale Ileum intakt ist, decken Sie Ihren **Vitamin-B$_{12}$-Tagesbedarf von 3 Mikrogramm** z. B. wahlweise mit 3 Eiern oder 25 g Hering oder 100 g Lachs oder 90 g Seelachs oder 100 g Rindfleisch oder 100 g Emmentaler.

Fettreiche Fische und Eier sind **Vitamin-D**-Lieferanten.

Eine gute Versorgung mit **Folsäure (Folat)** erreichen Sie vor allem über den Verzehr von viel grünem Gemüse (vgl. auch Frage 29).

→ *Idealerweise sollten die relevanten Vitamine und Mineralstoffe nicht nur beim Auftreten von Mangelsymptomen, sondern auch schon im Rahmen der Krankheitsdiagnose und im Verlauf der Erkrankung über eine Laborkontrolle im Blut überprüft werden (Tab. 6).*

13. Ich nasche gern – muss ich denn bei CED auf Süßigkeiten und Zucker verzichten?

Ein hoher Zuckerkonsum wird grundsätzlich kritisch betrachtet, zumal er im Vergleich mit anderen Energie- und Kohlenhydratlieferanten keine Vitamine, Mineralstoffe oder Ballaststoffe enthält. Wenn möglich, sollte der Konsum von raffiniertem Zucker sowie Süßigkeiten daher auf kleine (z. B. einmal tägliche) „Genussmengen" eingeschränkt werden. Die Vorliebe für „Süß" ist zu einem großen Teil antrainiert, eine „Entwöhnung" fällt häufig leichter als ursprünglich gedacht.

Sind Süßstoffe und Zuckeraustauschstoffe das Gleiche?

Als **Süßstoffe** werden synthetische oder natürliche Substanzen bezeichnet, die eine 30- bis 3000-fach höhere Süßkraft haben als Haushaltszucker und als Zuckerersatzstoffe verwendet werden (z. B. Cyclamat, Saccharin, Acesulfam-K, Aspartam). Sie gelten in kleinen Verzehrmengen als unbedenklich, sind allerdings chemischer Natur oder werden durch chemische Extraktion gewonnen.

Zuckeraustauschstoffe sind dagegen süß schmeckende Verbindungen, die aus Früchten (insbesondere Fruktose) und Gemüse gewonnen werden. Man bezeichnet sie auch als Zuckeralkohole (z. B. Sorbit, Mannit, Isomalt, Maltit, Xylit). Sie erhöhen den Blutzuckerspiegel nicht und werden unabhängig vom Insulin abgebaut. Während ihr physiologischer Brennwert höher ist als bei Süßstoffen, erreichen sie selten die Süße von Saccharose. In größeren Verzehrmengen haben sie den Nachteil, dass sie blähungsfördernd und abführend wirken (vgl. auch Frage 9).

14. Ich mag es praktisch: Schaden Fertiggerichte und Tiefkühlprodukte bei CED?

„Fast Food" und häufig auch Fertigprodukte enthalten leider einen hohen Anteil an verstecktem Zucker und oft nur wenig Ballaststoffe. Auch enthalten Fertigprodukte vermehrt unerwünschte gesättigte Fettsäuren und – wie der Blick auf die Zutatenliste meistens deutlich macht – eine ganze Reihe von chemischen Zusatzstoffen. Ein Griff zu Nahrungsmitteln mit viel „Natürlichkeit", die gleichzeitig wenig verarbeitet sind, wäre hier wünschenswerter.

Ein Mittelweg könnte darin bestehen, nicht allein auf Fertiggerichte zurückzugreifen, sondern auch Kombinationen mit „traditionell" zubereiteten Gerichten und frischen Zutaten auszuprobieren.

Tiefkühlgemüse darf es im Übrigen gerne sein: es hat einen guten Nährstoffgehalt, ist geputzt, zerkleinert und oft nach Belieben portionierbar.

→ Interessanterweise erweist sich Tiefkühlgemüse oftmals besser verträglich als frisches Gemüse, was auf veränderte Eiweißstrukturen durch Verfahren wie Blanchieren und Schockgefrieren zurückgeführt wird.

15. Was sollte ich bei der Zubereitung von Lebensmitteln beachten?

Grundsätzlich gilt: Fettsparende Zubereitungsmethoden wie Kochen, Dünsten, Dämpfen, Garen, leichtes Anbraten, das Garen in Folie/im Tontopf, in der beschichteten Pfanne/Topf, im Backofen, in der Mikrowelle sowie Grillen ohne Fett sind nicht nur schonender und vitaminerhaltender für die Zutaten, sondern auch verträglicher. Wenn möglich, sollte dagegen auf sehr fettreiche Zubereitungsarten wie Frittieren, Panieren, starkes Anbraten bzw. Anbraten mit Speck und Zwiebeln sowie Rösten eher verzichtet werden.

Kochen zu Hause hat den Vorteil, dass man selbst Einfluss auf die Hygienebedingungen und die Auswahl der Lebensmittel nehmen kann: Dazu gehört die Berücksichtigung von ausreichender Hygiene bei der Zubereitung (z.B. Arbeitsflächen heiß abwaschen, keine Lebensmittelreste „vergammeln" lassen) und die Verwendung von frischen Zutaten. Denn wenn Sie z.B. gerade mit immunsuppressiv wirksamen Medikamenten behandelt werden, sollte der Organismus nicht unnötig durch eine vermehrte Keim- bzw. Bakterienbelastung „gestresst" werden. Daher empfiehlt es sich, Fleisch, Fisch und Geflügel gut durchzugaren (> 70 °C für mindestens 10 Minuten), um mögliche Erreger abzutöten.

16. Wie viel Flüssigkeit sollte ich am Tag zu mir nehmen?

Die Daumenregel für die Trinkmenge lautet mindestens 1,5 Liter pro Tag. Die Flüssigkeiten sollten dabei über den Tag verteilt getrunken werden. Denn erfahrungsgemäß versäumen viele das ausreichende Trinken am Vor- und Nachmittag und versuchen es abends nachzuholen.

Bei Durchfällen besteht ein zusätzlich erhöhter Flüssigkeitsbedarf: Hier ist es besonders wichtig, ausreichend kohlensäurearmes bzw. -freies Mineralwasser, ungesüßten Tee oder stark verdünnte Saftschorlen zu trinken. Bei der Auswahl von Säften bietet es sich an, auf säurearme Sorten wie etwa Pfirsich- oder milden Apfelsaft zurückzugreifen, da Fruchtsäuren den Darm zusätzlich reizen können. Säfte sollten nicht pur und nicht in größeren Mengen verzehrt werden.

> **Hätten Sie gewusst …**
>
> … dass bestimmte Teesorten bei Durchfall eine stopfende Wirkung entfalten können?
>
> → *Bei stärkerem Durchfall sind Teesorten wie z.B. schwacher schwarzer Tee, Brombeerblättertee oder Heidelbeertee gut geeignet.*

B Wie ernähre ich mich in „schlechten Zeiten"?

17. Ich habe einen akuten Entzündungsschub – was darf ich essen?

Es gibt keine pauschale, für jeden gültige Ernährungsvorschrift in der Entzündungszeit. Je nach Größe und Ausdehnung der Entzündung bzw. Intensität der Entzündungsaktivität ist es aber möglich, den Speiseplan anzupassen und dadurch die Beschwerden zu lindern – ganz so, als würde der Darm von „innen gestreichelt" werden. Zuträglich ist dabei die Wahl einer schonenden und leicht verträglichen Kost: Sie sollte möglichst fett-, reiz- und ballaststoffarm sein, um den Verdauungstrakt nicht unnötig zu belasten (Tab. 3 und Abb. 2).

Tabelle 3 Ernährungstipps für den akuten Entzündungsschub.

aufbauende Basis-Schonkost – Lebensmittelbeispiele*	
Getränke	Tee, „stilles" Wasser
Brot & mehr	Weiß-, Knäcke-, Toastbrot, Hafer-, Reis-, Hirseflockenschleim
Süßen und Würzen	(Trauben-)Zucker/Honig/Salz in kleinen Mengen, entfettete Gemüsebrühe
Suppen	passierte oder pürierte Gemüsesuppen (z. B. Kartoffel-, Karotten-, Pastinakensuppe)
Gemüse	weich gedünstetes, eventuell püriertes Gemüse (z. B. Möhren, Zucchini, Kohlrabi, Brokkoli, Blumenkohlröschen, Kürbis)
Obstzubereitung	Fruchtgelee, Marmelade, Obstkompott (kleine Mengen), Bananen, „Babykostgläschen"
Nudeln & mehr	Nudeln, weißer Reis, Kartoffeln/Kartoffelpüree
Fisch/Fleisch	gekochter Fisch (z. B. Seelachs, Kabeljau, Scholle), fettarmes gekochtes Fleisch (z. B. Geflügelfleisch ohne Haut)
Rührei	bevorzugt zusammen mit Kartoffeln verzehren
Milchprodukte	Magerquark, fettarmer Frischkäse, eventuell Naturjoghurt (ggf. Laktosegehalt berücksichtigen); Käseaufschnitt (bis 30 % Fett i. Tr.)
Wurst	magere Wurst (z. B. gekochter Schinken, Geflügelaufschnitt)
Fett/Öl	Streichfette in kleinen Mengen, Pflanzenöle (z. B. Raps-, Soja-, Maiskeim-, Olivenöl bzw. nach Verträglichkeit)

* empirisch; nicht wissenschaftlich belegt

Gleichzeitig ist die Bedarfsdeckung an Kalorien und Nährstoffen zu sichern, sodass sich eine strenge Schonkost nur über eine begrenzte, kurze Dauer eignen kann. Wenn es schwerfällt, den Kostaufbau zu bewerkstelligen und der Ernährungszustand gefährdet ist, können bilanzierte Trinknahrungen als ergänzende Supplemente (siehe auch Frage 18) hilfreich sein.

18. Künstliche Ernährung – was ist das? Brauche ich das auch?

Liegt eine hohe, ausgedehnte Entzündungsaktivität vor, wird nicht selten ein stationärer Krankenhausaufenthalt notwendig. Insbesondere wenn es Schwierigkeiten bei der Nahrungsaufnahme, mit einer Unterernährung oder mit Komplikationen (wie Stenosen) gibt, kommt die „künstliche Ernährung" (evtl. auch als supplementäre, ergänzende Therapie) infrage. Die künstliche Ernährung kann teilweise (partiell) oder ausschließlich (total) sein. Sie kann als Infusion (parenteral, über die Vene), als Trinknahrung (enteral, über den Mund) oder als Sondennahrung (enteral, über eine Nasensonde) verabreicht werden. Während die Sondennahrung häufig besonderen Situationen (z. B. Kurzdarmsyndrom, ausgeprägte Stenosenbildung) vorbehalten ist, bietet sich in anderen Fällen auch die Anwendung von Trinknahrungen (bilanzierte Formeldiäten) an. Dafür steht eine große Auswahl von Produkten mit verschiedenen Geschmacksrichtungen und speziellen Zusammensetzungen zur Verfügung. Trinknahrungen ermöglichen eine nahrungsergänzende Zufuhr von ca. 600 kcal pro Tag, können aber auch als ausschließliche Ernährung mit therapeutischem Charakter genutzt werden. Bei Kindern mit einem aktiven Morbus Crohn hat sich eine künstliche Ernährung über spezielle Trinknahrungen als primäre Therapieform gut bewährt. Trinknahrungen sind vom Arzt verordnungsfähig.

19. Ich verliere an Gewicht: Was kann ich tun?

Ein Gewichtsverlust von mehr als 5 % des Körpergewichts in 6 Monaten wird nicht mehr als normale Schwankung angesehen: Ungefähr zwei Drittel der Betroffenen mit Morbus Crohn und ein Drittel der Patienten mit Colitis ulcerosa weisen einen ungewollten Gewichtsverlust von mehr als 10 % des Normalgewichts auf. Mit dem Untergewicht steigt das Risiko für ein Nährstoffdefizit: Wichtige Nährstoffe wie Eiweiße, Vitamine und Mineralstoffe können fehlen und verschiedene Störungen und Mangelsymptome verursachen, die auch den Krankheitsverlauf der CED und die Knochengesundheit ungünstig beeinflussen können (Abb. 4).

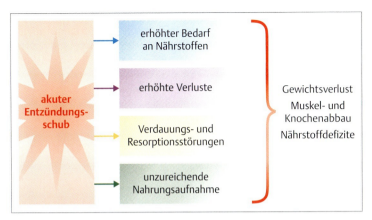

Abb. 4   Ursachen für Nährstoffdefizite, Gewichtsverlust, Muskel- und Knochenabbau.

Bei Untergewicht kann versucht werden, die Ernährung (Suppen, Breie, Milchmixgetränke, Pürees) verträglich durch hochwertige Pflanzenöle, Sahne, Butter, Avocado oder Nussmus anzureichern. Zudem sollten mehrere kleine Mahlzeiten und Zwischenmahlzeiten verzehrt werden.

Sehr empfehlenswert: Eine qualifizierte, ernährungstherapeutische Beratung hilft dabei, einem CED-bedingten Gewichtsverlust bei Fehl- und Unterernährung entgegenzuwirken. Ernährungsexperten können zudem über die Auswahl an speziellen Trinknahrungen aufklären, mit denen sich die Kost zusätzlich aufwerten und anreichern lässt.

20.   Meine Muskulatur hat sich abgebaut. Woran liegt das?

Bei ausgedehnten Entzündungen der Darmschleimhaut, wie es z. B. bei einer schweren Pankolitis (ganzer Dickdarm entzündet) der Fall ist, kann die körpereigene Eiweißbilanz empfindlich ins Wanken geraten. Der Körper benötigt zum Aufbau der aktiven Immunzellen Eiweiße (Proteine). Gleichzeitig gehen über häufige Stuhlgänge Eiweiße verloren. Wenn der Organismus der Herstellung von Eiweißen schließlich nicht nachkommt und die Eiweißaufnahme über die Nahrung gleichzeitig unzureichend ist, werden Eiweiße abgebaut, die eigentlich für andere Funktionen vorgesehen sind. Dazu zählen z. B. das Transport-Eiweiß Albumin oder auch die Muskeleiweiße. Hält dieser Zustand in einem ausgeprägtem Maße an, kommt es nicht nur zum Gewichtsverlust, sondern auch zum Muskelabbau. Neben dem Muskelabbau können auch andere Symptome des Eiweißverlusts (wie Wassereinlagerungen im Gewebe) in Erscheinung treten.

> **Biologisch hochwertige Proteine nutzen:** In Entzündungszeiten ist es wichtig, den erhöhten Eiweißbedarf über die Ernährung zu decken. Bestimmte Nahrungsmittelkombinationen eignen sich dabei als besonders hochwertige Eiweißquellen. Bewusst ausgewählt und miteinander kombiniert können tierische und pflanzliche Eiweißlieferanten die Aufnahme von Eiweißbausteinen (Aminosäuren) erleichtern und optimieren:
>
> - Hühnerei plus Kartoffeln, Soja, Kuhmilch, Weizenmehl, Mais(mehl) oder Roggen
> - Hirse plus Soja
>
> → *Beispielgerichte: Rührei mit Kartoffeln, Bauernfrühstück*
>
> Fisch, Geflügel und Milchprodukte sind weitere eiweißreiche Nahrungsmittel.

21. Ich fühle mich schwach und kraftlos. Fehlen mir Nährstoffe?

Hinter Schwäche und Kraftlosigkeit können bei chronischen Erkrankungen sehr vielfältige medizinische Gründe stecken. Sie sollten am besten durch Ihren Arzt abgeklärt werden.

Betroffene mit CED haben im Vergleich zu gesunden Personen ein höheres Risiko für eine Mangelernährung. Hinter Müdigkeit und Erschöpfung könnte darum auch ein Eisendefizit oder ein Vitamin-B_{12}-Mangel stecken. Bei starkem Durchfall wäre Muskelschwäche durch Kalium und Magnesiummangel möglich. Der aktuelle Nährstoffhaushalt lässt sich durch eine Laboranalyse des Blutes überprüfen (siehe auch Fragen 12 und 29).

22. Bei mir wurde gerade eine Stenose (Engstelle) festgestellt. Was sollte ich bei der Ernährung beachten?

Darmverengungen können bei CED durch Vernarbungen älterer, abgeheilter entzündlicher Stellen in der Darmwand („narbige Stenose"), eine frische Entzündung mit Schwellung der Darmwand („entzündliche Stenose") oder aus einer Mischung von beidem entstanden sein. Der behandelnde Arzt wird im gemeinsamen Gespräch klären, ob und welche medizinischen Maßnahmen (z. B. endoskopische Ballondilatation oder operativ-chirurgischer Eingriff) erforderlich sind und ob in diesem Zusammenhang vorübergehend auch eine künstliche Ernährung infrage kommt.

Bestehen keine medizinischen Einwände gegen eine weiterhin oral (über den Mund) zugeführte Ernährung, sollten folgende Tipps beherzigt werden:
- Vermeiden von sehr groben und faserigen Lebensmitteln
- Speisen gründlich kauen und ausreichend trinken
- flüssige bis breiige Beschaffenheit der Speisen bevorzugen

Bei Stenosen eher problematisch

Feigen/Datteln (auch Trockenfrüchte), vielleicht auch Ananas und Kokosnuss, Zitrusfrüchte (vor allem die weißen Häute), Blattsalate, Schnittbohnen/dicke Bohnen, Kohl, Kürbis, Sauerkraut, Schwarzwurzeln, Spargel, Spinat, rohe Steckrüben, Mais, Mangold, Pilze, Rettich, Salatgurken, Tomaten, Obstschalen und -kerne, Nüsse/Samen, Haut von Paprika, grobe Vollkornprodukte

23. Ich habe Durchfälle – was hilft?

Bei Durchfällen läuft der Darm auf Hochtouren: Die Nähe zur Toilette erscheint dabei am sichersten. Die Situation bedeutet viel Anspannung und Stress – nicht nur für Darm und Körper, sondern auch für den Kopf. Mit der Flüssigkeit, die der Körper über den Darm verliert, läuft der Körper zudem Gefahr, dass wichtige Mineralstoffe verstärkt verloren gehen und ersetzt werden müssen. Mit einigen Tipps und Tricks lässt sich zugeführte Flüssigkeit besser behalten und nicht erneut verlieren (Tab. 4, S. 22). Und denken Sie daran, die Aufnahme von Flüssigkeit nicht etwa aus Angst vor weiteren Durchfällen einzustellen oder stark zu reduzieren – das wäre ein nicht selten gemachter Fehler.

24. Ich habe Bauchschmerzen – was hilft?

Da Schmerzen verschiedene Ursachen haben, sollten sie in jedem Fall medizinisch abgeklärt werden, insbesondere wenn sie plötzlich und heftig auftreten. Bei Stenosen (Darmverengungen) können sich beispielsweise der Nahrungs- oder Stuhlbrei durch die behinderte Passage aufstauen und als Druckschmerz bemerkbar machen (was sich möglicherweise sogar am Bauch ertasten lässt). Auch Blähungen können für schmerzhafte Bauchkrämpfe sorgen. Und möglicherweise ist es auch die Entzündung selbst, die im Darm Schmerzen verursacht. In einem solchen Fall kann der Darm von einer kleinen Pause profitieren.

Tabelle **4** Bei Durchfall: So helfen Sie Ihrem Darm, sich gegen zu viel Flüssigkeitsverlust) zu schützen.

Hausmittel, die Flüssigkeit binden und bei Durchfall hilfreich sind

Karottensuppe (Moro): 500 g Karotten in Würfel schneiden, in 1 Liter Wasser eine Stunde lang kochen und mit dem Kochwasser pürieren, dann auf 1 Liter auffüllen und mit 3 g Salz abschmecken. Über den Tag verteilt verzehren.

Reisschleim: 3 gehäufte Teelöffel Reisflocken mit 100 ml abgekochtem Wasser verrühren und eine Prise Salz hinzufügen.

Geriebener Apfel: einen kleinen reifen Apfel reiben, an der Luft bräunlich werden lassen und in kleinen Portionen verzehren (positiv: Pektin im Apfel bindet Wasser)

zum Ausgleich von Flüssigkeits- und Mineralstoffverlusten

gesalzene Brühe; Bananen- oder Aprikosensaft im Verhältnis 1:3 mit stillem Wasser

Lieber nicht bei CED: Cola und Salzstangen (hoher Zucker-, Koffein- und Kohlensäuregehalt)

Praktisch, wenn medizinisch unbedenklich: Produkte aus der Apotheke/Reformhaus: wie spezielle Traubenzucker-Mineralstoffmischungen (WHO-Lösungen), Karottenschleim, Johannisbrotkernmehlpulver oder Pektinpräparate

Probieren Sie darum in leichteren Fällen über reizarme Teesorten und Schleimsuppen auf Wasserbasis Ruhe in den Bauch zu bekommen (kommt allerdings nur für eine kurze Dauer von 1–2 Tagen infrage, um keinen Nährstoffmangel zu riskieren). Ziehen Sie sich dabei etwas zurück und versuchen Sie, in „kuscheliger" Atmosphäre zu entspannen.

25. Ich habe Blut im Stuhl – was hilft?

Die Frage, ob es möglich ist, bei CED ernährungstechnisch gegen Blut im Stuhl zu steuern, lässt sich schwer bzw. nicht eindeutig beantworten, da es vielfältige medizinische Gründe für Blut im Stuhl geben kann, die ärztlich abgeklärt werden sollten. Es gibt allerdings Erfahrungswerte, wonach es hilfreich sein kann, vorübergehend auf besonders gut bekömmliche Speisen zu achten und auf den Konsum von Rohkost, körnigen Vollkornprodukten, Nüssen, Samen und Körnern – also auf alles, was den mechanischen Druck auf die wunden Darmwandflächen erhöhen könnte –, zu verzichten. Konzentrierte Tomatenprodukte, scharfe Speisen und Alkohol wirken ebenfalls eher reizend und nicht beruhigend.

26. Ich habe starke Blähungen – was hilft?

Nicht immer ist es im Alltag möglich, ungezwungen „Wind abzulassen" und dadurch den Druck im Bauch zu senken. Damit weniger Blähungen im Bauch entstehen, kann es hilfreich sein, einige „Grundregeln" zu berücksichtigen:

- Durst nach Möglichkeit mit kohlensäurearmen Getränken stillen
- vorübergehend Zuckeraustauschstoffe meiden: z. B. in zahnfreundlichen Kaugummis; Zucker begünstigt Blähungen ebenfalls
- Hülsenfrüchte, Kohl, Zwiebeln, frisches grobes Vollkornbrot, sehr fettige Speisen (Paniertes, Frittiertes), Geräuchertes, größere Mengen an Rohkost fördern Blähungen eher
- langsam essen, weniger reden: Viel und hektisches Sprechen während des Essens fördert „Luft im Bauch" durch „Luft-schlucken" (Aerophagie)
- wenn möglich, nach dem Essen einen Spaziergang machen, damit der Darm arbeitet und die Gase schnell weiter- und nach „Draußen" befördert werden
- Liegen in Bauchlage kann wohltuend sein, ebenso Wärme (Wärmflasche) sowie Teesorten mit entkrampfender Wirkung (Anis, Fenchel, Kümmel)

> **Andere Ursachen nicht aus dem Blick verlieren:**
>
> Bei starken Blähungen können auch Verdauungsstörungen und Nahrungsmittelunverträglichkeiten eine Rolle spielen: Sprechen Sie mit Ihrem Facharzt, damit er Sie bei Verdacht auf noch unerkannte Verdauungsstörungen untersuchen kann.

C Ernährung und mehr in „guten Zeiten"

27. Meine Verdauung hat sich wieder normalisiert. Worauf sollte ich jetzt bei der Ernährung achten?

Zu den wichtigsten Zielen in „guten Zeiten" gehört das Erreichen eines guten Ernährungszustandes. Überprüfen Sie Ihren BMI-Wert (Body-Mass-Index), indem Sie das aktuelle Körpergewicht in kg durch die Körpergröße in Meter mal Körpergröße in Meter teilen (kg/m^2). Der Wert sollte zwischen 20 und 25 liegen und darf bei CED-Betroffenen gerne mehr in Richtung 25 als 20 tendieren. Liegt der Wert unter 20, empfiehlt es sich, an Gewicht zuzunehmen. Sofern keine Fettverdauungsstörungen bestehen, kann der Gewichtsaufbau z. B. durch eine Anreicherung mit pflanzlichen (Pflanzenöl, Avocados, gemahlene Nüsse) und tierischen Fetten (Butter, Käse, Sahne) gelingen. Zusätzliche Kalorien bieten auch selbsthergestellte Milchmixgetränke (z. B. mit Obst, Haferschmelzflocken oder Mandelmus) oder auch spezielle, hochkalorische Trinknahrungen, die vom Arzt verschrieben werden können.

Zudem steht in entzündungsfreien Zeiten die Ausgewogenheit der Ernährung im Mittelpunkt. Bei der Auswahl der geeigneten Lebensmittel kann sich das Grundprinzip einer „leichten Vollkost" zur Orientierung anbieten (vgl. auch Frage 4). Dabei sollten alle wichtigen Lebensmittelgruppen vertreten sein, wobei Ballaststoffen und komplexen Kohlenhydraten bei der aufbauenden Zufuhr von Nahrungsmitteln eine besonders wichtige Rolle zukommt. Beispiele für „sanfte", qualitativ hochwertige Ballaststoffe sind gut verträgliche Gemüsesorten, feine Blattsalate, Beerenobst, gemahlene Nüsse und Ölsaaten, sehr fein ausgemahlene Vollkornbrote, Knäckebrot und Haferflocken. Die Remissionsphase einer CED bietet zudem die Gelegenheit, Rohkost wieder vorsichtig einzuführen. Achten Sie auf einen guten Anteil an verträglichem Gemüse in Ihrem täglichen Speiseplan.

Lebensmittel bzw. Lebensmittelgruppen (z. B. Milch und Milchprodukte) sollten nie pauschal ausgeschlossen werden (Tab. 5): Was der eine eher schlecht verträgt, kann für den anderen durchaus bekömmlich sein. Achten Sie bei der Wahl der Lebensmittel auf Qualität und Frische sowie auf wenig verarbeitete Produkte ohne viele Zusatzstoffe. Und lassen Sie auch den Genuss nicht zu kurz kommen.

Tabelle 5 Beispielhafte Speiseplangestaltung.

Getränke	mindestens 1,5 Liter pro Tag
Gemüse	ca. 350–500 g pro Tag
Obst	200–250 g pro Tag (wahlweise Kompott)
Kartoffeln, Reis, Nudeln	gegart 200 bis 250 g; bei Reis 150 bis 180 g pro Tag
Milchprodukte	mindestens 0,25 Liter Milch bzw. Milchprodukte, 2 Scheiben Käse und z. B. 100 g Joghurt/Speisequark pro Tag
Fleisch/Fisch/Eier	pro Woche 2–3 × Fleisch (z. B. Lamm, Geflügel, Rind), 2–3 × Eierspeisen (z. B. Rührei, Omelette), mindestens 1–2 × Fisch
Fette, Öle	als Streich- und Kochfett ca. 35–50 g (z. B. je 2 EL Butter und 1–2 EL hochwertiges Pflanzenöl wie Raps- oder Olivenöl) pro Tag
Süßigkeiten	höchstens eine „Handvoll" pro Tag

* dem individuellen Bedarf und der individuellen Verträglichkeit anzupassen; in Anlehnung an die DGE-Empfehlung [7]

28. Kann ich durch eine bestimmte Ernährung dem nächsten Schub vorbeugen?

Auf der Suche nach einzelnen Inhaltsstoffen in Lebensmitteln mit günstigem Einfluss auf den Krankheitsverlauf wurden schon viele verschiedene Substanzen auf ihre entzündungshemmende Wirkung hin untersucht. Einige davon zählen zu den besonders vielversprechenden Kandidaten, da sie möglicherweise über ein antioxidatives und zellschützendes Potenzial verfügen. Zu nennen wären beispielsweise das Gewürz Kurkuma, Omega-3-Fettsäuren, Flohsamenschalen und Bestandteile von grünem Tee sowie Heidelbeeren und Brokkoli.

Weiterhin kommt dem sogenannten Mikrobiom (Zusammensetzung der Darmbakterien) und seiner Modulierung durch Pro- und Präbiotika eine besondere Bedeutung zu. Positive Effekte wurden dabei insbesondere bei der Colitis ulcerosa (bislang aber nicht beim Morbus Crohn) beobachtet, wenn auch nur in Bezug auf bestimmte Bakterienstämme, wie z. B. E. coli Nissle 1917 und die Kombination VSL#3. Sie sollen zur Verlängerung der Remissionsphase bei Colitis ulcerosa beitragen (S3-Leitlinie „Klinische Ernährung in der Gastroenterologie – Chronisch-entzündliche Darmerkrankungen,

Stand: 2014). Besprechen Sie mit Ihrem behandelnden Arzt oder einer versierten Ernährungsfachkraft, ob und welche Probiotika (oder Präbiotika) bzw. speziellen Präparate für Sie infrage kommen. Einfach und natürlich bleibt der Verzehr von z. B. Naturjoghurt, Quark und Dickmilch, idealerweise von (Weide-)Kühen, die viel Grünfutter erhalten haben.

Denken Sie auch an eine Extraportion Gemüse und Obst: Hier kann sich der häufige Verzehr (insbesondere von Gemüse) positiv auf den Verlauf von CED auswirken.

Verträgliche Ballaststoffe (siehe Frage 26) runden den Speiseplan ab. Sie liefern einen guten Beitrag für unser Mikrobiom und lassen bei ihrem bakteriellen Abbau wichtige Energiesubstrate für die Darmschleimhaut (kurzkettige Fettsäuren) entstehen.

29. Nährstoffspeicher auffüllen – wie geht das?

Ein guter Ernährungszustand meint nicht nur ein ausreichendes Körpergewicht, sondern auch ausreichend gut gefüllte Reserven für Vitamine und Mineralstoffe. Gerade in Zeiten mit hoher Entzündungsaktivität kann der Körper wichtige Nährstoffe verlieren. Bei CED-Betroffenen mit häufigen und starken Durchfällen kann es zu Engpässen in der Versorgung mit Kalium, Magnesium und Zink kommen. Vermehrte, blutige Durchfälle können zudem einen Eisenmangel begünstigen.

Folsäure und Vitamin B_{12} sind neben anderen Funktionen wichtig für die Blutbildung. Gemüsemuffel kommen hinsichtlich der Folsäureversorgung leichter in ein Ungleichgewicht. Bei Fettverdauungsstörungen sollte auf die Versorgung mit den fettlöslichen Vitaminen A, D, E und K (Eselsbrücke „EDEKA") geachtet werden.

Nicht immer sieht man es dem Körper äußerlich an, wenn trotz Normalgewicht eine Mangelernährung vorliegt. Eine Laborkontrolle des Vitamin- und Mineralstoffhaushalts kann Klarheit verschaffen. Wird im Blutbild ein Mangel entdeckt, dann lassen sich die Sollwerte oft nicht allein durch die Ernährung ausgleichen. Besprechen Sie mit Ihrem Facharzt/Ernährungsfachkraft, bei welchen Nährstoffen Sie eventuell eine zusätzliche Zufuhr benötigen (Nährstoffsubstitution).

Berücksichtigen Sie bei der Auswahl und Zusammenstellung der Lebensmittel den Gehalt an Vitaminen, Mineralstoffen und Spurenelementen (Tab. **6**).

Kalziumspeicher auffüllen: Ob ein Kalziummangel vorliegt, lässt sich am besten durch eine Knochendichtemessung ermitteln. Der Zustand der Knochensubstanz ist aussagekräftiger als ein Laborwert aus dem Blut. Grund dafür ist, dass der Körper Kalzium bei einem Mangelzustand aus dem Knochen mobilisiert und der eigentliche Kalziummangel im Blutwert dadurch kaschiert werden kann. Ideale Kalziumlieferanten sind Milch und Milchprodukte. Aber auch Gemüse (z. B. Brokkoli, Fenchel, Kohlrabi) und Mineralwasser enthalten Kalzium.

> → *Kombinieren Sie aus den unterschiedlichen Bereichen wie Milch und Milchprodukte, Gemüse und Mineralwasser Ihre persönliche Kalziumbilanz von 1000 bis 1200 mg und verteilen Sie die Zufuhr über den Tag.*
>
> Außerdem wichtig bei erhöhtem Osteoporoserisiko (Knochenschwund): Bewegung und Sport (vor allem leistungsentsprechender Kraftsport), wo die Muskeln aktiviert und der Aufbau und Erhalt von Knochenmasse gefördert wird.

Magnesiumbedarf decken: Häufige Durchfälle können bei CED das Risiko für Magnesiummangel erhöhen. Wadenkrämpfe, Müdigkeit und Nervosität können Hinweise auf einen Magnesiummangel sein. Kombinieren Sie nach Möglichkeit gute Magnesiumlieferanten aus der Ernährung – sofern es die Verträglichkeit zulässt – über Nüsse, Haferflocken, Sojaprodukte und Hülsenfrüchte.

Kaliumbedarf decken: Auch Kalium geht häufig bei starken Durchfällen verloren. Ein Mangel sollte während kontrollierender Blutuntersuchungen in Entzündungszeiten frühzeitig erkannt und durch Supplemente ausgeglichen werden. Wichtige Kaliumlieferanten bei den Nahrungsmitteln sind Bananen, Aprikosen, Gemüse und Kartoffeln. In guten Zeiten ist verträgliche Rohkost Trumpf, da der Mineralstoff über das Kochen zum Teil verloren geht.

Eisenmangel bekämpfen: Eisen bildet einen wichtigen Bestandteil der roten Blutkörperchen, die Sauerstoff zu den Organen transportieren. Bei Eisenmangel bzw. Blutarmut (Anämie) können z. B. die körperliche Belastbarkeit herabgesetzt, die Haut blass, Nägel brüchig und Mundwinkel eingerissen sein. Auch kann es zu Appetitlosigkeit, Kopfschmerzen und Schwindel kommen. Bei CED können Blutverluste über längere Zeit, wie sie bei häufigen blutigen Durchfällen der Fall sind, das Risiko für eine Eisenmangelanämie verstärken.

Grundsätzlich kann der Organismus tierische Eisenlieferanten (z. B. Fleisch) besser verwerten als pflanzliche. Die gleichzeitige Aufnahme von Vitamin C (z. B. Verzehr von Obst) fördert die Aufnahme von Eisen. Einen bremsenden Effekt auf die Eisenaufnahme haben Gerbstoffe aus Kaffee und schwarzem Tee, größere Ballaststoffmengen, Oxalsäure (z. B. Rhabarber) und Phytinsäure in Vollkorngetreide und manchen Hülsenfrüchten.

Vitamin D sichern: Das fettlösliche Vitamin D kann vom Menschen mithilfe der Sonneneinstrahlung (UV-B-Licht) im Körper selbst produziert werden. Eine wichtige Tatsache, wenn man bedenkt, dass unsere Nahrungsmittel

Tabelle **6** Für CED-Betroffene besonders wichtige Vitamine und Mineralstoffe – wo sind sie enthalten?

Nährstoffe	wofür wichtig	worin enthalten
Vitamin E	antioxidative Wirkung	Pflanzenöl, Butter, Haferflocken
Vitamin D	Knochenstoffwechsel, Immunsystem	fettreiche Fische, Eier, Pilze
Vitamin K	Blutgerinnung, Knochensubstanz	grünes Gemüse, Sonnenblumenkerne
Vitamin A	Augen, Haut, Schleimhäute	Leber, Karotten, Eigelb, Butter, Milch
Vitamin B_{12}	Blutbildung, Zellen, Nervenzellen	Fisch, Fleisch, Eier, Milchprodukte
Folsäure	Blutbildung, Zellwachstum	feine Vollkornprodukte, grünes Gemüse, Blattsalat, Eier
Eisen	Blutbildung, Sauerstofftransport	Fleisch (dunkle Sorten wie Rind, Wild – Aufnahme wird in Verbindung mit Obst/Obstsaft gefördert), Leber, Kürbiskerne, Quinoa, Fenchel, Haferflocken, Hirse, Amaranth
Kalzium	Knochenaufbau, Muskeln, Nervenzellen	Milch, Käse, Joghurt, Quark, Tofu, grünes Gemüse (z. B. grüne Bohnen, Brokkoli, Fenchel, Grünkohl, Kohlrabi, Lauch), Mineralwasser
Magnesium	Muskeln, Nervenzellen	feine Vollkornprodukte, Gemüse, Nüsse
Kalium	Muskeln, Nervenzellen, Zellstoffwechsel	Aprikosen, Bananen, Gemüse (z. B. Kartoffeln, Feldsalat)
Selen	Eiweiß- und Schilddrüsenstoffwechsel, Zellstoffwechsel	Fleisch, Fisch, Ei, Linsen, Spargel
Zink	Immunsystem, Wundheilung, Wachstum	Milch, Käse, Eier, Fisch, Fleisch (z. B. Corned Beef), Vollkorn, Nussmus, Haferflocken

nur unbedeutende Mengen an Vitamin D enthalten. Zumindest so wenig, dass darüber unser Tagesbedarf schwer zu decken ist. Menschen, die kaum der Sonne ausgesetzt sind, weil sie sich wenig im Freien bewegen, haben folglich ein hohes Risiko für einen Vitamin-D-Mangel. Vitamin D ist nicht nur wichtig für den Kalziumstoffwechsel und unsere Knochengesundheit. Es interessiert die Wissenschaft zunehmend wegen seiner Bedeutung bei immunologischen Prozessen, also auch bei CED.

Mit Rücksicht auf die individuelle Hautempfindlichkeit soll ein Aufenthalt in der Sonne von 5 bis 25 Minuten pro Tag mit unbedecktem Gesicht, Händen und (wenn möglich) von Armen und Beinen eine gute Faustregel für die Versorgung sein. Gleichzeitig ist aber zu beachten, dass besonders CED-Betroffene unter einer immunsuppressiven Therapie ihre Haut vor starker Sonneneinstrahlung schützen müssen. Zusammen mit dem Facharzt (bzw. einer versierten Ernährungsfachkraft) sollte darum besprochen werden, wie der Vitamin-D-Haushalt im Einzelfall zu sichern ist.

30. Gibt es wirklich „gute" und „schlechte" Fette?

Fett ist nicht gleich Fett: Es wird zwischen tierischen und pflanzlichen Fetten und strukturell auch zwischen gesättigten, einfach ungesättigten und mehrfach ungesättigten Fetten unterschieden.

Fette interessieren bei CED hinsichtlich ihrer Wirkung auf das Entzündungsgeschehen. So kann die Art und Menge der verzehrten Fettsäuren Einfluss darauf üben, ob vermehrt entzündungsfördernde oder entzündungshemmende Substanzen im Körper gebildet werden. Die nur in tierischen Fetten vorkommende Arachidonsäure ist ein Ausgangsprodukt für entzündungsfördernde Substanzen. Die sogenannten Omega-3-Fettsäuren mit den chemischen Bezeichnungen Eicosapentaensäure (EPA) und Docosahexaensäure (DHA) aus den Fischölen und alpha-Linolensäure aus den Pflanzenölen wie Walnuss- und Leinöl sind hingegen Gegenspieler der Arachidonsäure und sorgen für entzündungshemmende Substanzen. Eine dritte Fraktion, die Omega-6-Fettsäure Linolsäure, wird auch vom Körper benötigt und muss wie die alpha-Linolensäure über die Nahrung zugeführt werden (= essenzielle Fettsäuren), allerdings nur in bestimmtem Maße. Sie kann nämlich zu Arachidonsäure umgewandelt werden. Linolsäure ist in Pflanzenölen wie Sonnenblumen- und Distelöl zu finden.

Für die Zusammensetzung des Speiseplans können diese Zusammenhänge Folgendes bedeuten:

- Verzehr von fettreichen tierischen Lebensmitteln wie Schweineschmalz, Schweineleber, Eigelb sowie fettreichen Fleisch- und Wurstsorten einschränken.

- Verzehr von omega-3-fettsäurereichen Fisch wie Lachs, Hering und Makrele erhöhen (ca. 2 × pro Woche).
- Verwendung von omega-3-fettsäurereichen Ölsorten wie Raps-, Soja-, Walnuss- und Leinöl.
- Vermeidung von stark erhitztem und gebräuntem Fett.

> **Verbessern Fischölkapseln den CED-Verlauf?**
> Omega-3-Fettsäuren wurden bei CED mit einer besonders günstigen Wirkung auf entzündungshemmende Botenstoffe assoziiert. Eine spezielle, selektiv erhöhte Zufuhr von Omega-3-Fettsäuren in Form von Ernährungsergänzungsmitteln (z. B. „Fischöl-Kapseln") wird aber derzeit nicht empfohlen, da die ersten hoffnungsfrohen Einzelerfahrungen nicht durch größere Studien einheitlich bestätigt wurden.

31. Was kann ich sonst noch Gutes für mich tun?

Auch wenn es nicht immer leicht fällt: Gönnen Sie Ihrem Körper einen Lebensstil, bei dem Stress, Ärger und Sorgen nicht überhand nehmen. Manchmal kann es sinnvoll sein, eine gewisse Regelmäßigkeit in das Leben zu bringen, wenn es vorher überhaupt nicht der Fall war. Umgekehrt kann es bei zuvor minutiös geregelten Abläufen wohltuend sein, auch einmal zu entspannen und weniger streng mit sich zu sein. Finden Sie für sich heraus, wie sich der persönliche Alltag für Sie insgesamt stressfreier und entspannter gestalten lässt.

Ein gutes Mittel, um Stress abzubauen, ist Sporttreiben: Sport beeinflusst die Stimmung günstig und hilft dem Körper, Muskelreserven aufzubauen und auch den Knochenaufbau anzukurbeln. Ausdauersportarten wie Lauftraining, Walking, Radfahren und Schwimmen haben zudem viele positive Effekte auf den Fettstoffwechsel, die Energiebilanz und den Blutdruck.

> **Vorsicht bei exzessivem Sport** während der (auch leicht) entzündlichen Krankheitsphasen: Die verstärkte Muskelbeanspruchung von Armen und Beinen erfordert eine vermehrte Durchblutung, die dem Verdauungstrakt entzogen wird. Für den Körper bedeutet das eine erhöhte Belastung, die ihn während der aktiven CED-Phase zusätzlich schwächt. In Schubphasen sollten Sie sich daher schonen und sportliche Aktivitäten begrenzen.

D Ernährung in besonderen Situationen

32. Muss ich bei der Einnahme von immunsuppressiven Medikamenten etwas beachten?

Hier kommt es auf die Art des immunsuppressiven Medikaments an, das Sie einnehmen: Wenn Sie über längere Zeit regelmäßig immunmodulierende Kortisonpräparate einnehmen, sind Veränderungen im Stoffwechsel des Körpers möglich, denen Sie ernährungstechnisch entgegenwirken können. Kortison kann eine Appetitsteigerung, Gewichtszunahme, verringerte Salzausscheidung sowie vermehrten Knochenabbau bewirken. Kortison wird daher nicht als Dauertherapie empfohlen. Bei einer längeren Kortisoneinnahme ist es sinnvoll, auf eine eiweißreiche, jedoch fett-, zucker- und salzarme Kost zu achten. Ausreichend körperliche Aktivität und auch der Ausgleich eines eventuellen Kalzium- und Vitamin-D-Mangels wirkt einem Knochenabbau entgegen. Grundsätzlich können alle immunsuppressiv wirkenden Medikamente das Immunsystem schwächen, sodass es sich empfiehlt, keine zusätzlichen Risiken einzugehen. Meiden Sie z.B. den Verzehr von Rohmilchkäse, Frischmilch vom Bauernhof, Speisen mit rohem Ei und nicht erhitztem Fleisch wie Mett und Tatar sowie Meeresfrüchte. Achten Sie bei der Zubereitung von Lebensmitteln auf eine gute Hygiene in der Küche, insbesondere bei der Verarbeitung von Geflügel. Fleisch, Fisch und Geflügel immer gut durchgaren (> 70 °C für mindestens 10 Minuten).

33. Mir wurde die Ileozökalklappe operativ entfernt. Was nun?

Die Ileozökalklappe funktioniert normalerweise wie eine Schleuse (und Bremse) zwischen Dünndarm und Dickdarm (Abb. **5**): Der Dünndarm, der dem Dickdarm „vorangeschaltet" ist, beherbergt im Vergleich zum Dickdarm sehr viel weniger und auch andere Bakterien. Fällt die Ileozökalklappe weg bzw. funktioniert sie nicht mehr wie vorher (weil sie wegen der CED operiert werden musste oder die Entzündung sie verändert hat), können Bakterien des Dickdarms leichter in den Dünndarm wandern und sich dort ansiedeln (bakterielle Fehlbesiedlung des Dünndarms). Außerdem können eine veränderte Peristaltik (Darmbewegung) und auch eine Darmverengung (Stenose) dazu beitragen, die „Aufwärtsbewegung" der Dickdarmbakterien zu begünstigen. Das Problem: Im Dünndarm finden die Bakterien eine andere Nähr-

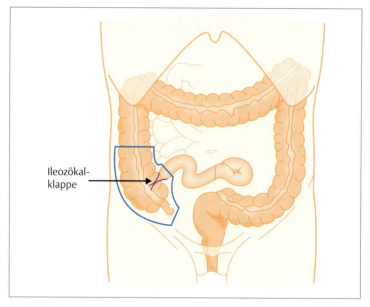

Abb. 5 Die Ileozökalklappe funktioniert normalerweise wie eine Schleuse zwischen Dünndarm und Dickdarm: Die beiden Abschnitte sind in unterschiedlichem Ausmaß bakteriell besiedelt.

stoffauswahl als im Dickdarm. Insbesondere Kohlenhydrate (Zucker und Stärke) z. B. aus Obst und Backwaren werden dabei bevorzugt abgebaut, was zu vermehrten Zersetzungsgasen und Abbauprodukten führen kann. Schleimhautreizungen, Blähungen, Völlegefühl und Durchfälle können dann typische Folgen sein. Außerdem verbrauchen die unerwünschten Bakterien im Dünndarm vermehrt Vitamin B_{12}, sodass ein Mangel an diesem Vitamin als weiteres Begleitsymptom möglich ist. Ob tatsächlich eine Dünndarm-Fehlbesiedlung vorliegt, lässt sich bevorzugt durch einen Wasserstoff-Atemtest, dem Glukose-H_2-Atemtest, herausfinden. Die Fehlbesiedlung kann durch ein spezielles Antibiotikaschema behandelt werden.

Eine weitere Veränderung, die bei der Entfernung des Ileozökalbereichs (Ileozökalresektion) mit größeren Anteilen des terminalen Ileums auftreten kann, ist neben einer Aufnahmestörung für Vitamin B_{12} der Verlust von Gallensäuren über den Dickdarm. Gallensäuren werden üblicherweise im terminalen Ileum zur Wiederverwertung rückresorbiert. Gehen sie beim sogenannten Gallensäureverlustsyndrom teilweise verloren, kann es zu Durchfällen und Fettverdauungsstörungen kommen.

34. Ich esse gerne auswärts. Muss ich daran etwas ändern?

Zu Hause haben Sie natürlich leichter die Möglichkeit, auf Qualität und Frische der Zutaten und auch auf die Art der Zubereitung Einfluss zu nehmen. Auf den Außer-Haus-Verzehr müssen Sie deswegen trotzdem nicht verzichten. Versuchen Sie, angebotene Speisen nach Ihren Bedürfnissen umzustellen. Geben Sie dabei ruhig Änderungswünsche an, wie z.B. statt Bratkartoffeln lieber Salzkartoffeln zu wählen oder die Soße im Extrakännchen servieren zu lassen.

In der Kantine am Arbeitsplatz bekommen Sie sicherlich auch die Möglichkeit, sich einzelne Komponenten zusammenstellen zu lassen oder ein Kantinengericht durch Mitgebrachtes zu erweitern. Zudem kann es hilfreich sein, im Voraus die wöchentlichen Speisepläne zu kennen: Ist das Angebot so gar nicht mit Ihren Bedürfnissen vereinbar, können Sie für den betreffenden Tag etwas von zu Hause mitnehmen (z.B. eine Brotmahlzeit oder eine Joghurt-Quark-Speise mit feinen Getreideflocken und Obst).

35. Ist Alkohol bei CED ein Problem?

Da Alkohol vor allem in hohen Konzentrationen (z.B. in Spirituosen) die Schleimhäute reizen kann, ist es besonders in Entzündungsphasen ratsam, auf Alkohol zu verzichten. In den Remissionszeiten gilt ein allgemein mäßiger Alkoholkonsum, der die Verträglichkeit berücksichtigt: Sie kann z.B. zwischen Bier, Weiß- oder Rotwein individuell sehr unterschiedlich ausfallen.

> Als akzeptable Alkoholmenge werden laut D-A-CH-Referenzwerte der **Grenzwert** von 10 g Alkohol/Tag für Frauen (= etwa 100 ml Wein oder 250 ml Bier) und 20 g Alkohol/Tag für Männer (= etwa ½ Liter Bier) gesehen. **Dabei sollen diese Angaben aber nicht als Empfehlung für den täglichen Verzehr verstanden werden!**

36. Darf ich trotz CED rauchen?

Rauchen fördert bei Morbus Crohn erneute Entzündungsschübe und stört den Krankheitsverlauf empfindlich. Hier gilt die besonders dringliche Empfehlung, das Rauchen aufzugeben. Erkundigen Sie sich darum nach achtsamkeitsbasierten Programmen zur Raucherentwöhnung, die in mehreren Studien besonders gut abgeschnitten haben.

Anders als bei Morbus Crohn wurden bei Colitis ulcerosa schützende Effekte des Tabakkonsums beobachtet. Demgegenüber steht aber ganz klar, dass die Aufnahme von multiplen Schadstoffen beim Rauchen wie Teer und Kohlenmonoxid schwere Gesundheitsrisiken wie Erkrankungen an den Atmungsorganen, Gefäßleiden und eine Schwächung des Immunsystems in sich birgt.

37. Mein nächster Urlaub geht in den Süden. Was muss ich auf Reisen beachten?

Da die Anfälligkeit für Magen-Darm-Infekte bei CED erhöht ist, sollte bei der Lebensmittelauswahl auf eine möglichst niedrige Keimzufuhr geachtet werden, d. h. gerade in Ländern mit feuchtheißem Klima gilt der Grundsatz „koch es, brat es, schäl es oder vergiss es".

Tipps auf Reisen

- Vorsicht bei All-inclusive-Angeboten: Achten Sie darauf, lieber mehrere kleine Mahlzeiten verteilt über den Tag einzunehmen als zu viel auf einmal.
- Meiden Sie bei heißem, feuchtwarmem Klima Rohkostsalate, offene Getränke, ungekochte Speisen, ungewaschenes Obst, Leitungswasser, Getränke mit Eiswürfeln und Speisen, die auf dem Markt/am Straßenrand feilgeboten werden. Führen Sie ausreichend Getränke mit sich (z. B. auf Bus-/Radtouren) – nicht immer gibt es geeignete Einkaufsmöglichkeiten vor Ort.
- Unbekannte Speisen können Sie in kleinen Mengen „testen": So können Sie zu scharfe, zu salzige oder zu süße Speisen erkennen, die bei CED häufig nicht gut vertragen werden.
- Viele Fluggesellschaften und Hotels stellen sich bei Anfrage auf Ihre Bedürfnisse ein: Fragen Sie nach bzw. erkundigen Sie sich schon bei der Reiseplanung.
  Bei einer Unterbringung in einem Apartment-Hotel mit Kochgelegenheit haben Sie natürlich auch die Möglichkeit, sich selbst zu verpflegen.
- Das Auswärtige Amt hält Informationen zu medizinischen und hygienischen Standards bereit: Hier kann es sich lohnen, schon vorab hilfreiche Informationen einzuholen (www.auswaertiges-amt.de).

38. Was muss ich bei einer Schwangerschaft bedenken?

Wenn die Versorgung mit Mikronährstoffen (z. B. Folsäure, Vitamin B_{12}), Eiweiß und Energie (Kalorien) während der Schwangerschaft gut kontrolliert wird, bestehen auch bei werdenden Müttern mit CED keine höheren Risiken als bei werdenden Müttern ohne CED.

Stillen gilt im Übrigen als beste Ernährung, die ein gesunder Säugling als Schutz vor dem Auftreten einer CED erhalten kann.

39. Ich will für alle Fälle gerüstet sein – was sollte ich immer im Haus haben?

So sind Sie gut gerüstet für Schubphasen:

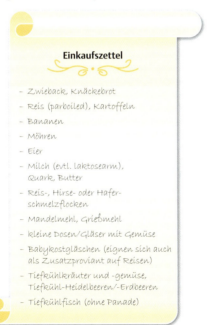

Einkaufszettel

- Zwieback, Knäckebrot
- Reis (parboiled), Kartoffeln
- Bananen
- Möhren
- Eier
- Milch (evtl. laktosearm), Quark, Butter
- Reis-, Hirse- oder Haferschmelzflocken
- Mandelmehl, Grießmehl
- kleine Dosen/Gläser mit Gemüse
- Babykostgläschen (eignen sich auch als Zusatzproviant auf Reisen)
- Tiefkühlkräuter und -gemüse, Tiefkühl-Heidelbeeren/-Erdbeeren
- Tiefkühlfisch (ohne Panade)

40. Wo finde ich noch mehr Tipps und Anregungen?

Adressen für zertifizierte Ernährungsfachkräfte

www.ak-dida.de
www.daab.de
www.vdoe.de
www.vdd.de

Patientenleitlinie „Colitis ulcerosa: Diagnostik und Therapie"
Patientenleitlinie „Morbus Crohn, Diagnostik und Therapie"

www.awmf.org/leitlinien/patienteninformation.html

Selbsthilfe

Deutsche Morbus Crohn/Colitis ulcerosa Vereinigung e. V. (DCCV)
www.dccv.de

Selbsthilfeorganisation CED-Hilfe e. V.
www.ced-hilfe.de

Selbsthilfegemeinschaft von und für CED-Patienten
www.crohnportal.de

Deutsche ILCO (Selbsthilfeorganisation für Stomaträger
und Menschen mit Darmkrebs)
www.ilco.de

Allgemeine Ernährungsinformationen

Infodienst für Verbraucherschutz, Ernährung und Landwirtschaft
www.aid.de

Deutsche Gesellschaft für Ernährung (DGE)
www.dge.de

Nützliche Informationen vor Auslandsreisen beim Auswärtigen Amt

www.auswaertiges-amt.de

Rezepte

Für welche Krankheitsphase eignet sich die Speise (akuter Schub/ausklingender Schub/Remission)? Rezepte übernommen aus [4].

- ■ Das Gericht eignet sich für diese Krankheitsphase.
- ■ Das Gericht sollte vorsichtshalber ausgetestet werden, ob es in der angegebenen Krankheitsphase vertragen wird.
- ■ Das Gericht kommt für diese Krankheitsphase leider noch nicht infrage: Bitte warten Sie, bis es Ihnen etwas besser geht.

Frühstücksideen

Trinkmüsli mit Mandeln

Ein kräftigendes, gut verträgliches Frühstück.

▶ **Für 2–3 Personen**
 Geht schnell ⊙ **10 Min.**
 1 Apfel • 1 Banane • 1 EL Weizenkeime • 2 EL gemahlene Mandeln • 500 ml Vanillehaferdrink • 2 EL Haferschmelzflocken

- Den Apfel und die Banane schälen und in grobe Stücke schneiden. In ein hohes Rührgefäß geben. Mit Weizenkeimen und gemahlenen Mandeln vermengen und mit dem Vanillehaferdrink aufgießen.
- Mit dem Pürierstab eines Handrührgerätes pürieren und je nach gewünschter Konsistenz gegebenenfalls Schmelzflocken unterrühren.
- In zwei hohe Gläser füllen und in kleinen Schlückchen langsam genießen.

Nährwerte pro Portion
315 kcal • 9 g F • 8 g E • 49 g KH • 164 mg ω3 • 3 mg Fe

Phase 2	Phase 3	Phase 4
Akuter Schub	Ausklingender Schub	Remission
■	■	■

Hirseflocken

Eine nahrhafte und wohltuende Beruhigung für den Bauch.

▶ **Für 2 Personen**
Geht schnell ⏱ **20 Min.**
50 g Hirseflocken • 100 ml Wasser • 1 reife Banane •
(2 EL Zitrone) • 1 EL gemahlene Mandeln • 100 g Sahne

- In einem flachen Topf die Hirseflocken mit 100 ml Wasser aufkochen. Von der Kochstelle ziehen und auskühlen lassen.
- Eine Banane schälen und mit der Gabel zu Mus zerdrücken, sofort Zitronensaft zugeben, damit die Banane nicht braun wird.
- Mandelmehl und Sahne zusammen mit der Banane unter die Hirseflocken geben.

> **Tipp**
> Wer fettempfindlich ist, der kann im Schub die Sahne zur Hälfte mit Milch verdünnen oder austauschen. Zitrone muss nicht sein.

Nährwerte pro Portion
327 kcal • 19 g F • 5 g E • 34 g KH • 266 mg ω3 • 3 mg Fe

Phase 2	Phase 3	Phase 4
Akuter Schub	Ausklingender Schub	Remission

Suppen

Cremige Kartoffelsuppe

Die Extraportion Folsäure.

▶ **Für 4 Personen**
Preisgünstig ⊙ **35 Min.**
600 g Kartoffeln • 30 g Rapsöl • 400 g Möhren • 250 ml Gemüsebrühe • 500 ml Vollmilch • 40 g Hefeflocken • 100 g gemahlene Mandeln • 1 Bund Petersilie • Muskatnuss • Pfeffer • Salz

- Die Kartoffeln schälen und halbieren. In einem Topf mit einer Tasse Wasser bei geschlossenem Deckel auf höchster Einstellung zum Kochen bringen. Wenn Dampf zwischen Topf und Deckel erscheint, Kochstelle auf Stufe 1 stellen und die Kartoffeln 20 Min. gar kochen lassen.
- Die Kartoffeln einschließlich Kartoffelwasser und Rapsöl mit den Rührbesen des Handrührgerätes zerkleinern.
- Die Möhren schälen und mit der feinsten Reibe der Küchenmaschine reiben.
- Die Gemüsebrühe mit der Milch und den Hefeflocken erwärmen, die gemahlenen Mandeln dazugeben. Pikant mit Muskatnuss, Pfeffer und Salz abschmecken.
- Petersilie waschen, trocknen und fein hacken, zur Suppe geben und kurz umrühren. Kartoffelschnee und Möhren zur Suppengrundlage geben. Gegebenenfalls noch etwas Gemüsebrühe angießen, falls die Masse zu sehr nachdickt.

Tipp
Durch die Hefeflocken bekommen Sie eine Extraportion B-Vitamine!
Wer es etwas pikanter mag, kann die Suppe auch mit gerebeltem Thymian und Majoran abschmecken.

Nährwerte pro Portion
470 kcal • 26 g F • 18 g E • 39 g KH • 889 mg ω3 • 6 mg Fe

Phase 2	Phase 3	Phase 4
Akuter Schub	Ausklingender Schub	Remission

Bunte Suppe
Nahrhaft.

▶ **Für 3 Personen**
Geht schnell ⊙ **30 Min.**
350 g Kartoffeln • 700 ml Gemüsebrühe • 300 g Tiefkühlgemüse-
mischung (z. B. Kaisergemüse) • Salz • Muskat • 100 g Schmand •
1 Bund Kerbel

- Die Kartoffeln schälen und in kleine Würfel schneiden. In einem Topf die Gemüsebrühe zum Kochen bringen und die Kartoffeln zugeben.
- Nach ca. 10 Min. das Tiefkühlgemüse hineingeben und nochmals ca. 5 Min. garen. Je nach Geschmack pürieren und mit Muskat, Pfeffer und Salz abschmecken.
- Den Kerbel waschen und trocken tropfen, anschließend fein hacken und über die Suppe geben.

> **Tipp**
> Die Zubereitung dieser Suppe ist kinderleicht. Durch die Verwendung von Tiefkühlzutaten gelingt sie auch ohne große Vorbereitung.

Nährwerte pro Portion
257 kcal • 11 g F • 9 g E • 29 g KH • 246 mg ω3 • 5 mg Fe

Phase 2	Phase 3	Phase 4
Akuter Schub	Ausklingender Schub	Remission
■	■	■

Suppen

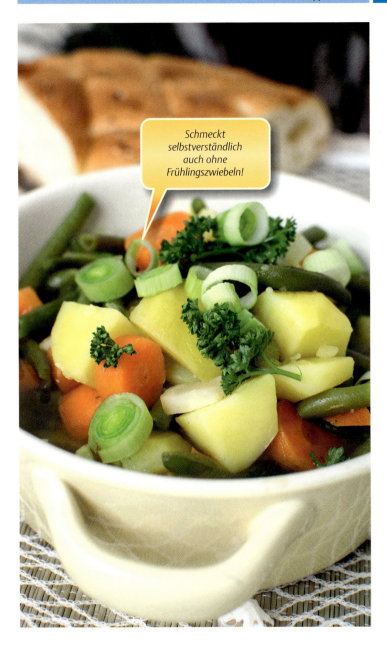

Kleine Kraftbeilage für die Suppe

Gelbe Kraftklößchen
Kleine Kraftbeilage, um Suppen simpel aufzuwerten!

▶ **Für 2 Personen**
Gelingt leicht ⊙ **35 Min.**
125 ml Milch • 20 g Butter • Salz • 75 g Hirsemehl • 1 Ei •
1 Prise Muskat

- In einem Topf Milch, Butter und Salz unter gelegentlichem Rühren zum Kochen bringen.
- Wenn die Milch kocht, den Topf von der Kochstelle nehmen, das Hirsemehl auf einmal zugeben und mit dem Handrührgerät unter kräftigem Rühren vermischen. Dann das Ei und Muskat unterziehen.
- In einem zweiten Topf – möglichst einem breiten Bratentopf (Ø 20 cm) – ca. 500 ml Wasser mit 1 TL Salz zum Sieden bringen.
- Von der Hirsemasse mit zwei nassen Teelöffeln Klößchen abstechen und in das siedende Wasser geben. In 10 Min. fertig garen lassen.

Nährwerte pro Portion
292 kcal • 15 g F • 8 g E • 32 g KH • 275 mg ω3 • 3 mg Fe

Phase 2	Phase 3	Phase 4
Akuter Schub	Ausklingender Schub	Remission

Herzhaftes für zwischendurch

Möhrenmuffins

Warm und kalt ein Genuss.

▶ **Für 6–8 Muffins**
Braucht etwas mehr Zeit ⊙ **55 Min.**
100 g Möhren • 125 g Butter • 80 g Zucker • 75 g gemahlene Mandeln • 2 Eier • 100 g Mehl • 50 g Speisestärke • 1 TL Backpulver

- Den Backofen auf 175 °C Ober- und Unterhitze vorheizen.
- Die Möhren waschen, schälen und fein reiben.
- In einer Rührschüssel die Butter mit dem Handrührgerät schaumig schlagen. Zucker, Mandelmehl und Eier auf mittlerer Stufe mit der Butter vermengen. Mehl, Speisestärke und Backpulver unterheben.
- Eine Muffinform mit Papierförmchen auslegen, den Teig hineingeben und im vorgeheizten Backofen in ca. 35–40 Min. goldgelb backen. Danach abkühlen lassen und aus der Form lösen.
- Eventuell mit etwas Puderzucker streuen.

Tipp
Die Möhrenmuffins lassen sich gut einfrieren und sind auch als kleine Büromahlzeit zwischendurch ein Genuss.

Nährwerte pro Stück (bei 8 Stück)
300 kcal • 20 g F • 5 g E • 25 g KH • 265 mg ω3 • 1 mg Fe

Phase 2	Phase 3	Phase 4
Akuter Schub	Ausklingender Schub	Remission

Hauptgerichte

Dorade à la Saroglou

Fisch einfach und schmackhaft zubereitet.

▶ **Für 2 Personen**
Gelingt einfach ⊙ **25 Min. + 1 Std. Ziehzeit + 40 Min. Garzeit**
2 kleine Doraden • Salz • weißer Pfeffer • 4 kleine Möhren • 1 mittelgroßer Kohlrabi • 8 mittelgroße Kartoffeln • 1 Bund Dill • ½ Bund Petersilie • 1 EL Instant-Gemüsebrühe (Pulver) • 1 Zitrone

- Den Fisch gründlich mit kaltem Wasser waschen und mit Küchenpapier trocken tupfen. An den Seiten einschneiden und mit Salz und weißem Pfeffer würzen. Nach Möglichkeit 1 Stunde im Kühlschrank ziehen lassen!
- Das Gemüse, die Zitrone, den Dill und die Petersilie waschen.
- Möhren schälen und schräg (45°-Winkel) in 0,5 cm große Stücke schneiden. Den Kohlrabi ebenfalls schälen und in 0,5 cm große Stäbchen schneiden.
- Das Brühepulver mit 250 mL kochendem Wasser aufgießen.
- Zwei Zweige Dill aussortieren, den restlichen Dill und die Petersilie hacken.
- In einer großen Form die Möhren, den Kohlrabi, den gehackten Dill und drei Viertel der gehackten Petersilie mit der Brühe vermengen.
- In den »Bauch« des Fisches jeweils einen Zweig Dill legen. Den Fisch aufrecht mit aufgeklappten Bauchlappen auf das Gemüse stellen.
- Die Zitrone in Scheiben schneiden und auf den Fisch legen. Bei 180 °C (Umluft) ca. 40 min backen. Der Fisch ist gar, wenn sich die Rückenflosse gut ablösen lässt – einfach vorsichtig mit der Hand daran ziehen.
- Während der Fisch im Ofen gart, die Kartoffeln mit kalten Wasser und Salz aufsetzen und kochen (ca. 20 Min. bevor der Fisch gar ist).

Nährwerte pro Portion
415 kcal • 6 g F • 40 g E • 7 g KH • 1370 mg ω3 • 7 mg Fe

Phase 2	Phase 3	Phase 4
Akuter Schub	Ausklingender Schub	Remission

Hauptgerichte 45

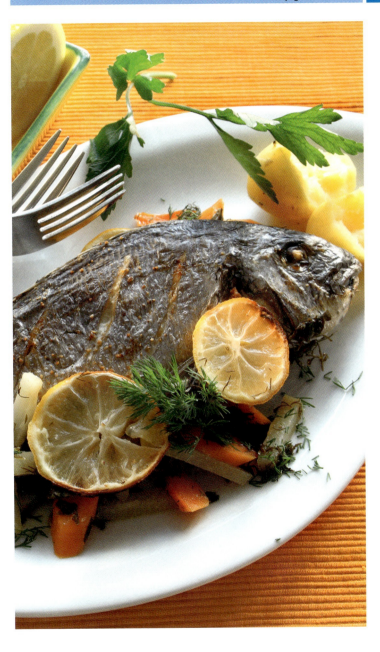

Möhren-Kohlrabi-Gratin

Schnell vorbereitet.

▶ **Für 4 Personen**
Gelingt leicht ⊙ **60 Min.**
300 g Möhren • 450 g Kohlrabi • 4 Eier • 250 ml Sahne • 40 g Sesampaste • Muskat • Pfeffer • Salz • 80 g geriebener Emmentaler • ½ Päckchen TK-Petersilie

- Die Möhren und den Kohlrabi putzen und mit der Küchenmaschine in grobe Stifte schneiden.
- In einem Topf eine Tasse Wasser mit etwas Salz zum Kochen bringen, das Gemüse hineingeben und bei geschlossenem Deckel aufkochen, bis Dampf zwischen Topf und Deckel erscheint. Dann Kochstelle ausschalten und 8–10 Min. garen.
- Den Backofen auf 220 °C Ober- und Unterhitze vorheizen.
- Das Gemüse abtropfen lassen und schuppenförmig in eine gefettete Auflaufform geben.
- Eier, Sahne und Sesampaste miteinander verquirlen und mit Pfeffer, Muskat und Salz abschmecken. Über die Gemüseschuppen verteilen und mit dem geriebenen Emmentaler bestreuen.
- Die Auflaufform mittig in den vorgeheizten Backofen stellen und in 35 Min. bei 220 °C Ober- und Unterhitze goldgelb backen.
- Kurz vor dem Servieren mit gehackter Petersilie bestreuen.

> **Tipp**
> Der Sesam spendiert Ihnen eine Extraportion Kalzium! Wenn Sie statt Sahne Milch verwenden, dann ist das Rezept auch in der akuten Schubphase verträglich.

Nährwerte pro Portion
444 kcal • 37 g F • 19 g E • 11 g KH • 652 mg ω3 • 4 mg Fe

Phase 2	Phase 3	Phase 4
Akuter Schub	Ausklingender Schub	Remission

Kalte & warme Kleinigkeiten

Käseomelett

Sättigende Abendmahlzeit.

▶ **Für 2 Personen**
Geht schnell ⊘ **30 Min.**
2 Eiweiß • Salz • 1 Prise Paprika • 2 Eigelbe • 10 g Butter •
80 g Gruyère, gerieben • Kresse

- In einem hohen Rührgefäß mit den Rührbesen des Handrührgerätes Eiweiß, Salz, Paprikapulver und 4 EL kaltes Wasser steif schlagen. Die Eigelbe vorsichtig und nur kurz unterheben.
- In einer Pfanne etwas Butter schmelzen lassen und jeweils die Hälfte der Omelettmasse hineinfüllen und glatt streichen. Mit je der Hälfte des Käses bestreuen und ca. 8–10 Min. bei geschlossenem Pfannendeckel backen. Dann wenden und weitere 4–5 Min. backen.
- Das Omelett muss von unten goldbraun und oben goldgelb sein.
- Zum Servieren die eine Hälfte über die andere schlagen und mit etwas Kresse und geriebenem Käse servieren.

Das passt dazu
Dazu passt auch Kräuterfrischkäse, Kräuterquark oder ein feiner Blattsalat mit Joghurtdressing.

Nährwerte pro Portion
253 kcal • 19 g F • 21 g E • 1 g KH • 427 mg ω3 • 2 mg Fe

Phase 2	**Phase 3**	**Phase 4**
Akuter Schub	Ausklingender Schub	Remission

Gemüserisotto

Buntes Gemüseallerlei.

▶ **Für 2–3 Personen**
Gelingt einfach ⊙ **45 Min.**
250 g Möhren • 4 EL Rapsöl • 100 g Reis • 250 ml Gemüsebrühe • 100 g TK-Brokkoli • 100 g Zucchini • Pfeffer • Salz • 50 g geriebener Käse • 1 EL TK-Petersilie

- Möhren waschen, putzen und fein raspeln.
- Öl in einer Pfanne erhitzen und den Reis darin unter Rühren anbraten. Wenn der Reis glasig wird, die Gemüsebrühe angießen und aufkochen.
- Wenn es kocht, geraspelte Möhren und Brokkoliröschen dazugeben, Kochstelle ausschalten und bei geschlossenem Deckel in 25 Min. weich garen lassen.
- Zucchini waschen und in grobe Würfel schneiden. Nach ca. 10 Min. Garzeit des Risottos zugeben.
- Mit Pfeffer, Salz und Petersilie abschmecken. Auf Tellern anrichten und mit Käse bestreuen.

Nährwerte pro Portion (bei 3 Portionen)
370 kcal • 21 g F • 10 g E • 34 g KH • 1680 mg ω3 • 4 mg Fe

Phase 2	Phase 3	Phase 4
Akuter Schub	Ausklingender Schub	Remission

Kalte & warme Kleinigkeiten

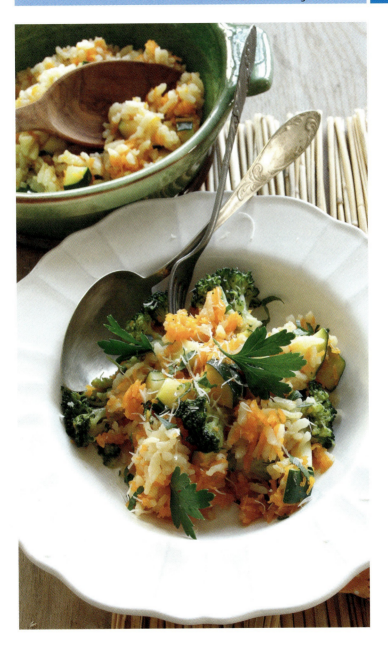

Literatur

1 Hou JK, Abraham B, El-Serag H. Dietary intake and risk of developing inflammatory bowel disease: a systematic review of the literature. Am J Gastroenterol 2011; 106: 563–573
2 Amre DK, D'Souza S, Morgan K et al. Imbalances in dietary consumption of fatty acids, vegetables, and fruits are associated with risk for Crohn's disease in children. Am J Gastroenterol 2007; 102: 2016–2025
3 Ananthakrishnan AN, Khalili H, Konijeti GG et al. Long-term intake of dietary fat and risk of ulcerative colitis and Crohn's disease. Gut 2014; 63: 776–784
4 Chiba M et al. Lifestyle-related disease in Crohn's disease: relapse prevention by a semi-vegetarian diet. World J Gastroenterol 2010; 16: 2484–2495
5 Biller-Nagel G, Schäfer C. Gesund essen bei Morbus Crohn & Colitis ulcerosa. Stuttgart: Trias; 2014
6 Shah ND et al. Oral diets and nutrition support for inflammatory bowel disease: What is the evidence? Nutr Clin Pract 2015; 30: 462–473
7 Deutsche Gesellschaft für Ernährung e.V. (DGE): DGE-Beratungs-Standards. 10., vollständig überarbeitete Auflage. Bonn; 2009

Sachverzeichnis

A

Alkohol 33
Allergie 10
Auslandsreise 36

B

Bauchschmerzen 21
Blähungen 23
– Linderung 23
– Ursache 23
Blut im Stuhl 22

C

CED
– Allergie-bedingte 10
– Diät, spezielle 4
– Lebensmittel, verträgliche/ unverträgliche 5
– Tipps 36
– Ursache 1
– weitere Informationen 36
Colitis ulcerosa 2
– Patientenleitlinie 36

D

Dorade à la Saroglou 44
Durchfall 21

E

Eisen 27
– Bedeutung/Vorkommen 28
Entzündungsschub
– akuter 17
– Lebensmittel-bedingter 2
– Vorbeugung 25
Ernährung
– Ausgewogenheit 24
– Colitis ulcerosa 2
– Entzündungsschub
– – akuter 17
– – Vorbeugung 25
– glutenfreie 9
– – Umstellung 10
– künstliche 18
– Morbus Crohn 2
– Richtlinie 24
– Stenose 20
– vegane 8
– vegetarische 8
– Verdauung, normale 24
Ernährungsberatung 36
Ernährungsinformation, allgemeine 36
Erschöpfung 20
Essen außer Haus 33
Essgewohnheiten, falsche 1

F

Fast Food 15
Fertiggericht 15
Fette
– gute 29
– schlechte 29

Sachverzeichnis

Fischölkapseln 30
Flüssigkeitsaufnahme 16
Flüssigkeitsverlust, erhöhter 22
Folat 14
Folsäure 14
– Bedeutung/Vorkommen 28
Fruktose 11–12

G

Gemüserisotto 48
Getränke 5
Gewichtsverlust 18

H

H_2-Atemtest 11
Hirseflocken 38

I

Ileozökalklappe, Entfernung, operative 31
Immunsuppression 31

K

Kalium 27
– Bedeutung/Vorkommen 28
Kalzium 26
– Bedeutung/Vorkommen 28
Kartoffelsuppe, cremige 39
Käseomelett 47
Kohlenhydrate 7
Kraftklößchen, gelbe 42
Kraftlosigkeit 20

L

Laktose 11–12
Lebensmittel 5
– Auslöser Entzündungsschub 2
– unverträgliche 5
– verträgliche 5
– Vorrat 35
– Zubereitung 16
Lebensstil 30

M

Magnesium 27
– Bedeutung/Vorkommen 28
Medikament, immunsuppressives 31
Mikronährstoffe 13
– Präparat 14
Mineralstoffe 13
– Präparate 13
– Vorsorge 14
– wichtige 28
Möhren-Kohlrabi-Gratin 46
Möhrenmuffins 43
Morbus Crohn 2
Müdigkeit 20
Muskelabbau 19

N

Nährstoffmangel 20
Nährstoffspeicher 26
Nahrungsergänzungsmittel 30
Nahrungsmittel
– besser verträgliche 6–7
– weniger verträgliche 6–7
Nahrungsmittelunverträglichkeit 11–12
– Vorkommen 11

Sachverzeichnis

P

Pankreasschwanz 1
Präbiotika 12
Probiotika 12
Protein, biologisch hochwertiges 20

R

Rauchen 33
Reisen 34
Rezepte 37

S

Schwangerschaft 35
Selbsthilfevereinigung 36
Selen 28
Sorbit 11–12
Speiseplan
– ausgewogener 25
– individueller 5
– Kohlenhydrate 7
Sport 30
– exzessiver 30
Stenose 20
– Ernährung
– – Empfehlung 20
– – falsche 21
Suppe, bunte 40
Süßigkeiten 14
Süßstoffe 15

T

Tiefkühlprodukt 15
Trinkmüsli mit Mandeln 37

U

Untergewicht 19
Urlaub 34
– Tipps 34

V

Verdauung, normale 24
– Ernährung 24
Vitamin A 28
Vitamin B_{12}, Tagesbedarf 14
Vitamin B_{12}, Bedeutung/Vorkommen 28
Vitamin D
– Bedeutung/Vorkommen 28
– Lieferant 14
– Nährstoffspeicher 27
Vitamin E 28
Vitamin K 28
Vitamine 13
– Präparate 13
– Vorsorge 14
– wichtige 28
Vollkost, leichte 6–7

Z

Zink 28
Zucker 14
Zuckeraustauschstoff 15